经 方 医 学

第五卷

[日]江部洋一郎　宗本尚志　著

黄亚男　译

U0200069

学苑出版社

图书在版编目（CIP）数据

经方医学 . 5/（日）江部洋一郎，（日）宗本尚志著；黄亚男译. —北京：学苑出版社，2021. 2

ISBN 978 - 7 - 5077 - 6130 - 6

Ⅰ.①经…　Ⅱ.①江…　②宗…　③黄…　Ⅲ.①《伤寒论》-经方 - 临床应用 ②《金匮要略方论》-经方 - 临床应用

Ⅳ.①R222

中国版本图书馆 CIP 数据核字（2021）第 021828 号

责任编辑：刘晓蕾　黄小龙
出版发行：学苑出版社
社　　　址：北京市丰台区南方庄 2 号院 1 号楼
邮政编码：100079
网　　　址：www. book001. com
电子邮箱：xueyuanpress@ 163. com
销售电话：010 - 67601101（销售部）、010 - 67603091（总编室）
印 刷 厂：北京兰星球彩色印刷有限公司
开本尺寸：880mm × 1230mm　1/32
印　　张：6. 375
字　　数：164 千字
版　　次：2021 年 2 月第 1 版
印　　次：2021 年 2 月第 1 次印刷
定　　价：39. 00 元

出版说明

1. 本书分为五章，前三章为处方解说，第四章为阴病，第五章为附篇。从内容上讲，如此并列，似不完美。此外，每章目录层级数不统一，如前三章分三级，第四章则多达六级，致使目录结构不清晰。故本次中文版本将全书分为上篇、下篇、附篇三部分，并将目录按原顺序标号整理，以期层级基本统一，结构更加清晰。出于对原著的尊重和对读者的负责，将原目录列于中文目录之后。

2. 日文原书索引条目按日文部首进行排序，本次中文版本将索引条目按中文音序重新排序。

3. 日文原书中的图未见标号及图名，本次中文版本在图下添加标号及图名，并在正文部分标注"见图××"的字样。

4. 对于书中引用的《伤寒论》《金匮要略》原文，与现通行版本有出入之处，保留原样，页下出注。

5. 对"下利"的翻译说明：在日文版本中，作者引用《伤寒论》原文时使用"下利"，叙述时使用"下痢"，为与《伤寒论》原文保持一致，故中文版本统一为"下利"，在原目录中保留"下痢"。

6. 对"祛瘀"的翻译说明：在日文版本中，目录中为"驱瘀"，正文中为"祛瘀"，为使全书保持一致，故中文版本统一为"祛瘀"，在原目录中保留"驱瘀"。

学苑出版社医药卫生编辑室

2021 年 2 月

译者说明

本书作者江部洋一郎先生（1948～2017），毕业于京都大学医学部，生前曾任江部医院院长、高雄医院院长。作者30年前在仙台定期举办中医学讲座，坚持了二十多年，也曾来中国请教过数位老中医。他很重视阅读经典，其中以唐容川（唐宗海）所著《伤寒论浅注补正》《金匮要略浅注补正》读得最多。本书所属的经方医学系列有6卷，再加上《经方药论》和《经方脉学》共8卷。作者行文风格平实近人、深入浅出，甚至偏口语化，即便是非专业的中医爱好者也能很好理解。

作者在经方理论方面提出了一些全新的解读方法：如根据运行部位的不同将卫气分为前通卫气、后通卫气；将膈分为上膈、中膈、下膈三部分，以麻黄对应上膈出的功能，柴胡对应中膈出的功能，桂枝对应下膈出的功能，以枳实和芍药对应入的功能，并且这三部分构造与人体体表的皮、膜、腠理、肌亦有所对应。

另外，脉诊时作者用一指，他认为寸关之间的部位用三指进行脉诊会忽略掉胆气不足之证。

感谢作者和东洋学术出版社编辑部。《经方医学·第五卷》在中国国内的出版，他们并未收取任何著作权使用费。代表日方编辑部负责对接的井上匠先生认真、高效的工作精神也让我深受感动。

自知本书谬误之处难免，皆因译者能力有所不逮，尚请读者不吝指正。

译者　黄亚男

2020 年 5 月于北京

目 录

上篇 处方解说

下篇　三阴病

附　篇

目　录

上篇 处方解说

一、承气汤类方

（一）调胃承气汤

《伤寒论》

第29条　……若胃气不和谵语者，少与调胃承气汤。……

调胃承气汤方　大黄四两，去皮清酒洗　甘草二两，炙

芒硝半升（五合）

上三味，以水三升，煮取一升，去滓，内芒硝，更上火微煮令沸，少少温服之。

第70条　发汗后，恶寒者，虚故也。不恶寒，但热者，实也。当和胃气，与调胃承气汤。

调胃承气汤方　芒硝半升　甘草二两，炙　大黄四两，去皮清酒洗

上三味，以水三升，煮取一升，去滓，内芒硝，更煮两沸，顿服。

第94条　太阳病未解，脉阴阳俱停一作微，必先振慄，汗出而解。但阳脉微者，先汗出而解。但阴脉微一作尺脉实者，下之而解。若欲下之，宜调胃承气汤。（服用方法同第70条）

第105条　伤寒十三日，过经，谵语者，以有热也，当以汤下之。若小便利者，大便当硬，而反下利，脉调和者，

知医以丸药下之，非其治也。若自下利者，脉当微厥，今反和者，此为内实也，调胃承气汤主之。（服用方法同第70条）

第 123 条　太阳病，过经十余日，心下温温欲吐而胸中痛，大便反溏，腹微满，郁郁微烦。先此时自极吐下者，与调胃承气汤。若不尔者，不可与。但欲呕，胸中痛，微溏者，此非柴胡汤证，以呕故知极吐下也。（服用方法同第70条）

第 207 条　阳明病，不吐，不下，心烦者，可与调胃承气汤。
调胃承气汤方 甘草二两，炙　芒硝半升　大黄四两，清酒洗
上三味，切，以水三升，煮二物至一升，去滓，内芒硝。更上煮微火一二沸，温顿服之，以调胃气。

第 248 条　太阳病三日，发汗不解，蒸蒸发热者，属胃也，调胃承气汤主之。（服用方法同第207条）

第 249 条　伤寒吐后，腹胀满者，与调胃承气汤。（服用方法同第207条）

关于调胃承气汤，从《辨不可发汗病脉证并治第十五》到《辨发汗吐下后病脉证并治第二十二》，所有条文均出自《伤寒论》。

1. 总论

服用方法分2种：
①少少温服之……第29条
②（温）顿服（之）……第70条、第207条

其余的第 94 条、105 条、123 条为"用前第三十三方",第 248、
249 条为"用前第一方",要求顿服。大、小承气汤的服用方法为
"分温再服",调胃承气汤中无"分温再服",只有"少少温服之"
或"(温)顿服(之)"。且第 29 条以外均为顿服。

①少少温服之

胃热初期,大便尚未"硬"或成"燥屎",而是刚刚略微变硬
成有形之物。对此,根据程度不同,以"少少温服之"的方式给药,
或若必要,可分两次、三次"少少温服之"。

②(温)顿服(之)

顿服给与调胃承气汤时,每次的大黄、芒硝量为三承气汤中最大。

调胃承气汤　　　大黄 4 两　芒硝 5 合
大承气汤 1 次量　大黄 2 两　芒硝 1.5 合　厚朴 4 两　枳实 2.5 枚
小承气汤 1 次量　大黄 2 两　　　　　　　厚朴 1 两　枳实 1.5 枚

这是因为调胃承气汤处理的病理产物与"大便硬"或"燥屎"
等有本质区别。

在胃热发生前,已经在小肠(第 1 小肠)中存在清浊分别前
物[1],后由于胃热,不经过泌别清浊而变质为黏腻物。对于这种变
质而成的黏腻物,枳实、厚朴等气药无效,而需要大量芒硝、大黄。

(1)调胃承气汤顿服和大陷胸汤 1 次量的比较

调胃承气汤(顿)　　大黄 4 两　芒硝 5 合　炙甘草 2 两
大陷胸汤 1 次量　　　大黄 3 两　芒硝 5 合　甘遂 1/2 钱匕

此二汤中,1 次的大黄、芒硝量几乎相同,可以认为它们处理的

---

[1]　即经过小肠第一次分清别浊的清浊混合物,为说明方便,简写为分别前物,后同。

病理产物也很类似。

从大陷胸汤处理痰热可以看出：调胃承气汤所处理变质的分别前物，当和痰热相似（似痰非痰）。变质的分别前物且形状类似于痰，即似痰非痰。（参照卷4）对此"似痰非痰"，当以大量芒硝溶解之，大黄涤荡之。

似痰非痰≈存在于小肠、与痰热性状接近的黏腻物

另有，若在胃热参与前，小肠中的分别前物较多，在胃热作用下变成"似痰非痰"，且分别前物几乎不再存在的情况下，此时胃热变燥热，当以白虎汤类处理。

再者，调胃承气汤不仅用于"似痰非痰"，对于胃热亢进状态、大便刚刚略微变硬者亦可使用。此时非"顿服"，而是"少少温服"。各条文最后有服用方法指示，几乎都是"顿服"。但是，根据条文适宜"少少温服"者亦多也。

似痰非痰——顿服
大便刚刚略微变硬——少少温服

（2）调胃承气汤中甘草的意义
大黄二两　甘草二两炙　芒硝半升

<参考> 白虎汤
知母六两　石膏一斤　甘草二两，炙　粳米六合

胃中有燥热，且基本无大便硬、燥屎者，可使用白虎汤类。由于胃中燥热引起胃气不守，故过剩的胃热往上、往外侵袭，相应器官、脏腑中出现因热引起的诸种症状。

> 向外：胃→心下→膈（下）→肌→肌气↑
> 向上：胃→心下、膈、胸→肺→心、心包→脉中、脉外↑

甘草可修复燥热引起的胃损伤，守胃气，可处理白虎汤证的病理。

在三承气汤中，尽管调胃承气汤处理的胃、肠之热最弱，但是顿服时，从单次给药量来看，大黄、芒硝用量比大承气汤多。相应地，加入了大、小承气汤中没有的甘草 2 两。

基本上，大、小承气汤处理大便硬或燥屎时使用较多（也有宿食、下利）。此时，两汤的作用为清胃热，同时促进大肠排泄大便。换言之，两汤的主要靶点在胃和大肠。

> **大、小承气汤→胃、大肠**

一方面，顿服的调胃承气汤条文中没有大便硬、燥屎的记载，甚至下利较多。这是因为，小肠第一泌别清浊作用前的清浊混合物因胃热发生质的变化，已经化为不参与分别的病理产物（似痰非痰）。但因胃热较大承气汤证弱，所以并未成为宿食。似痰非痰不同于大便硬、燥屎等，是一种黏腻的病理产物，前面所述的具有下气作用的枳实、厚朴对此无效，需要使用三承气汤中最大量的大黄、芒硝，才能让这种黏腻的物质易于排泄和荡涤。另一方面，虽为三承气汤中胃热最弱者，却不得不使用最大量的大黄、芒硝，因此用甘草 2 两以守胃气。

调胃承气汤顿服，靶点主要在胃和小肠。

> **调胃承气汤→胃、小肠**

总的来说，在胃热参与前，尚未经过第一泌别清浊作用的清浊混合物存在于小肠者，为顿服调胃承气汤证；若已经过小肠第二泌别清浊作用，大部分浊已经被泌别为尿和大便，在大肠中以大便形式存在者，为大、小承气汤证。这一点是顿服调胃承气汤的特殊性。但是，部分大承气汤证中，存在与调胃承气汤接近的病理产物，这种情况的特征为有"宿食"的存在和"下利"的证候。

（3）宿食和似痰非痰

大承气汤证中，形成燥屎需要"不大便六七日"这一过程，而"宿食"或者作为证候的"下利"出现在疾病初期，则不需要"不大便六七日"。

宿食为尚未经过小肠第一泌别清浊作用前的物质受到强烈胃热而变质产生，与"似痰非痰"相似。宿食原本之脉为"滑"（也可能呈现涩脉）。考虑到《伤寒论》中，水、饮、痰、宿食、热均呈现滑脉，可以认为宿食之性状与痰相似。

然而，"宿食"和"痰"虽与"似痰非痰"接近，亦存在各种差异。分别前物受到强烈胃热变质而成"宿食"，"似痰非痰"则为胃热"慢煮"而生，此胃热程度较大承气汤弱。

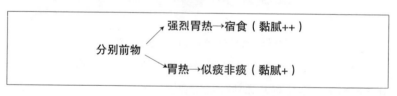

若考虑到"宿食"和"似痰非痰"的含水量，因为"宿食"比"似痰非痰"经过更加急速且强力的"煎煮"，水分量较少，因此也更加黏腻。另一方面，若考虑到两者的量，大承气汤证为"不能食"，调胃承气汤为"能食"，由此，"似痰非痰"的分别前物更多。

分别前物（多）→胃热→似痰非痰（量多）
分别前物（少）→强烈胃热→宿食（量少）

因为通过一次给药，大承气汤无法荡涤黏腻程度更高的"宿食"，所以需要分两回给药。一方面，与宿食相比，"似痰非痰"黏腻度更低而量多，则需要顿服大量大黄、芒硝以荡涤之。另外，宿食基本在小肠内产生，但也有一部分产生于胃中，这是水、食物在胃中被初步消化时因热变质而成，此时可用吐法。(《金匮要略·腹满寒疝宿食病脉证治第十》宿食在上脘，当吐之，宜瓜蒂散。)

$$宿食\begin{cases}小肠\\胃\end{cases}$$

(4) 三承气汤和厚朴三物汤的处方内容比较

三承气汤和厚朴三物汤的处方内容比较

	大黄	厚朴	枳实	芒硝	甘草
大承气汤	4 两	8 两	5 枚	3 合	
厚朴三物汤	4 两	8 两	5 枚		
小承气汤	4 两	2 两	3 枚		
调胃承气汤	4 两			5 合	2 两

2. 条文解说

第29条　……若胃气不和谵语者，少与调胃承气汤。……

原本因胃津不足引起的胃热，却误与桂枝汤，因此发生"厥""咽中干""烦躁吐逆"，与甘草干姜汤以复其阳。当暂先恢复胃肠功能，故投与辛温之甘草干姜汤（并非误治），然因原本胃津不足，此时超出胃肠功能恢复之程度，略生胃热而成"胃气不和""谵语者"。当以调胃承气汤少少与之，清其胃热进一步观望。

第70条　发汗后，恶寒者，虚故也。不恶寒，但热者，实也。当和胃气，与调胃承气汤。（……顿服）

发汗后恶寒是因为虚。通过发汗法，表邪虽去，胃肾不足，导致表虚而恶寒。但是，不恶寒仅恶热是因为胃热亢进，用调胃承气汤，并非攻下而是稍清胃热、和其胃气。此时，发汗后胃热处于亢进状态，虽然大便刚刚略微变硬，但可以认为不存在似痰非痰。虽然要求调胃承气汤服用方法为顿服，但我认为以和其胃气为目的，少少与之而观望病情的方法更佳。

第94条　太阳病未解，脉阴阳俱停，必先振慄，汗出而解。但阳脉微者，先汗出而解。但阴脉微者，下之而解。若欲下之，宜调胃承气汤。（服用方法与第70条相同）

＜参考＞
太阳病
第1条　脉浮，头项强痛而恶寒。
第2条　发热，汗出，恶风，脉缓者，名为中风。
第3条　或已发热，或未发热，必恶寒，体痛，呕逆，脉阴阳俱紧者，名为伤寒。

（1）太阳病未解
①自然经过一段时间者（未治疗）
②正确治疗，然病未得治者
③误治
思考一下①～③的可能性：
若是③的误治，当有"误发汗""误下""误吐"等记载；
若是②的正治，而病未得治，当有如第24条"太阳病，初服桂枝汤，反烦，不解者……却与桂枝汤"，第25条"服桂枝汤，大汗出……与桂枝汤，如前法"或"发汗后不解""吐后"等记载；
因此，我认为"太阳病未解"为①的未治疗而经过一段时间者。

＜参考＞
第42条　太阳病，外证未解……宜桂枝汤。
第44条　太阳病，外证未解，不可下也……宜桂枝汤。
第106条　太阳病不解，热结膀胱……其外不解者，尚未可攻，当先解其外。……
第163条　太阳病，外证未除，而数下之，遂协热而利……表里不解者，桂枝人参汤主之。

（2）关于太阳病未解的补充

为何不云"太阳病"而云"太阳病未解"？

第 37 条　太阳病，十日以去，脉浮细而嗜卧者，外已解也。设
　　　　　胸满胁痛者，与小柴胡汤。脉但浮者，与麻黄汤。

由此条文可知，太阳病在约 10 日以内，可得治愈或者转为阳明病、
少阳病。经过 10 日以上，脉但浮者，尚留在太阳病期。

一般来说，太阳病的时期为初发的第 1～3 日左右，此时字面仅
用"太阳病"来表示。但若太阳病经过 10 日以上未去者，记作"太
阳病未解"。

（3）脉阴阳俱停

经过 10 日以上，仍停留在太阳病期者，通常脉浮，如第 42 条、44
条等，应给与桂枝汤。但是此条文呈现①"脉阴阳俱停"这样特殊的
脉，接着有②"但阳脉微"和③"但阴脉微"。把这里的"停""微"
考虑成几乎难以触及之脉，解释为"沉伏微"亦可。也就是说：

①阴阳俱停：阴阳俱沉伏微

②但阳脉微：阳脉沉伏微，阴脉浮

③但阴脉微：阴脉沉伏微，阳脉浮

其中，①"停"与②③"微"相比，更加难以触及。

<1>脉阴阳俱停，必先振慄，汗出而解。

<2>但阳脉微者，先汗出而解。

<1><2>俱为自愈机制运作，发汗而得治。

<1>膈的升降出入功能被暂时停止（脉阴阳俱停），阻止胃气
的外出，胃气得蓄，之后再一举放开膈的升降出入功能，使其爆发
性外出，战汗而祛邪。此时，短时间内所有前后通路的卫气（皮
气）、肌气、脉外之气均不外出。（见图 1）

<2>膈的升降减少，由于肺的宣散而外出的前通卫气、后通卫气以及脉外之气减少（但阳脉微），大多数胃气注于肌气，祛除其中风邪。此时，仅开放通往下膈之肌的外出通路。与第234条"脉迟的桂枝汤证（邪在营卫）"（参照《经方医学·第一卷》）相比，虽然邪之所在不同，但胃气主要向肌气转化这一点是相近的，只是程度方面<2>更加大一些。（见图2）

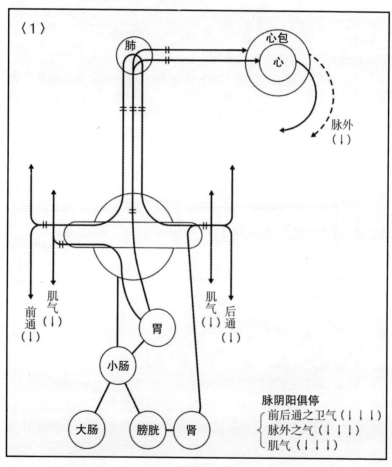

图1

〈2〉

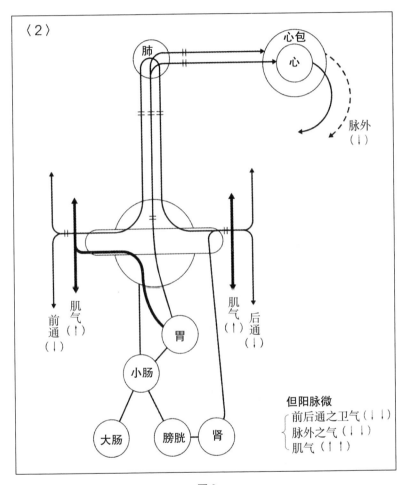

图2

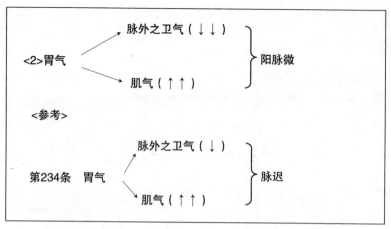

<3>但阴脉微者，下之而解。若欲下之，宜调胃承气汤。

所谓阴脉，是指关后及尺脉，对应小肠及肾、大肠、膀胱。此处阴脉微者，表示肾之不足。

<参考>

第169条　伤寒无大热，口燥渴，心烦，背微恶寒者，白虎加人参汤主之。

第169条是说因胃热，胃气仅向上、向外出动，而不能顾养肾，肾的气化变差，后通卫气过少，因而形成"背微恶寒"。

此条文中的"阴脉微"也和第169条一样，由于胃热，大多数胃气向上、向外出动，不能顾养肾，阴脉呈"微"状。

胃热——不养肾而肾气不足

因此，若用调胃承气汤清胃热，胃热去，胃气得以养肾，可以改善阴脉的"微"。此时亦当"少少温服"。

第105条　伤寒十三日，过经，谵语者，以有热也，当以汤下之。若小便利者，大便当硬，而反下利，脉调和者，知医以丸药下之，非其治也。若自下利者，脉当微厥，今反和者，此为内实也，调胃承气汤主之。（服用方法同第70条）

伤寒经过十三日谵语者，是因为有胃热存在，应当给与大承气汤以攻下。但是小便出，反而下利者，是因为人为地以丸药下之，此时，不会呈现阴病的脉象。

如果是自然下利，不呈现阴病的脉象（比如呈现滑脉），是因为有胃热，小肠中存在似痰非痰，为将之排出而出现下利，调胃承气汤主之。

＜参考＞

第37条　　太阳病，十日以去，脉浮细而嗜卧者，外已解也。设胸满胁痛者，与小柴胡汤。脉但浮者，与麻黄汤。

第23条　　太阳病，得之八九日，如疟状……宜桂枝麻黄各半汤。

第8条　　太阳病，头痛至七日以上自愈者，以行其经尽故也。若欲作再经者，针足阳明，使经不传则愈。

第181条　问曰：何缘得阳明病。答曰，太阳病，若发汗，若下，若利小便，此亡津液，胃中干燥，因转属阳明。不更衣，内实大便难者，此名阳明也。

（4）关于日数

> 1日　2日　3日
> 1、2日　2、3日　4、5日　5、6日　6、7日　7、8日
> 8、9日　<u>10日</u>
> 10余日
> 13日

在《伤寒论》中，有"伤寒〇〇日""太阳病〇〇日""少阴病〇〇日"这样日数的记载。10日以前有10种记载，然而以10日为界，仅有10日、10余日、13日这样的3种。所以应以10日为分界，过经的意思是"过10日"。

第123条　太阳病，过经十余日，心下温温欲吐而胸中痛，大便反溏，腹微满，郁郁微烦。先此时自极吐下者，与调胃承气汤。若不尔者，不可与。但欲呕，胸中痛，微溏者，此非柴胡汤证，以呕故知极吐下也。（服用方法同第70条）

太阳病经过十余日时，病人在经历了呕吐、下利的苦楚后，心下郁郁欲吐，欲吐而胸痛，大便不硬反而如水样下利，腹微胀，胸中不快、少烦，这样的病人当给与调胃承气汤，如果没有以上症状（非自极吐下），则不可给与调胃承气汤。这里的呕吐、下利后，仅仅是欲吐而胸中痛，略有水样下利者，并非柴胡证。因为这里的欲吐是经历了吐、下之苦楚后的"欲吐"，不是柴胡证，应该给与调胃承气汤。

太阳病经十日以上的时期很有可能由阳明病转为少阳病。若是少阳病，则应当有比如第96条"往来寒热，胸胁苦满，嘿嘿不欲饮食，心烦喜呕……小柴胡汤主之"，第266条"本太阳病不解，转入少阳者，胁下硬满，干呕不能食，往来寒热……与小柴胡汤"，第103条"太阳病，过经十余日，反二三下之。……呕不止，心下急，郁郁微烦者，为未解也，与大柴胡汤，下之则愈"等证候，第123条中并没有。所以此条之所言及并非柴胡证。

生病10日以上，胃热生，因为没有"不欲饮食"，所以小肠中产生了"似痰非痰"，为了使之排出，人体的自愈机制引发"呕吐""下利"，然而黏腻的似痰非痰却不能除去。因此，自愈机制进一步要引发"呕吐""下利"以排出似痰非痰，出现了"心下温温欲吐而胸中痛，大便反溏，腹微满，郁郁微烦"，病理产物仍然不能除去。对于这样的病理产物，可投与调胃承气汤除之。

胃热，小肠似痰非痰 ——→ 胃气上达→欲吐而胸中痛
　　　　　　　　　　　　→ 小肠→大便反溏、腹微满
　　　　　　　　　　　　→ 胸→郁郁微烦

<参考>

第 103 条　太阳病，过经十余日，反二三下之，后四五日，柴胡证仍在者，先与小柴胡。呕不止，心下急，郁郁微烦者，为未解也，与大柴胡汤，下之则愈。

《金匮要略·中风历节病脉证并治第五》

《千金方·越婢加术汤》

治肉极，热则身体津脱，腠理开，汗大泄，厉风气，下焦脚弱。

<补充>

先此时自极吐下者

自极吐下：①病情的自然经过，病者苦于吐下

　　　　　②自身用极端治法误吐下

若解释成②的自身用极端治法误吐下，应当如第 103 条"太阳病，过经十余日，反二三下之……"，有表示误治的描述。但是第 123 条并没有这样的字眼，所以我认为应该解释为①的自然经过的吐下。

第 207 条　阳明病，不吐，不下，心烦者，可与调胃承气汤。

　　　　　……温顿服之，以调胃气。

不吐，不下

①不行吐法、下法，心烦者

②没有呕吐、下利等症状，心烦者

如果是②的解释，作为自然症状，没有呕吐、下利的话，"心烦"前加上"但"的可能性比较大。所以应当解释为①不行吐法、下法的意思。

阳明病不行吐法、下法而心烦者，胃热亢进、大便刚刚略微变硬，故以调胃承气汤少少与之，这里的"心烦"和169条白虎加人参汤证的"心烦"相近。

调胃承气汤证的大便基本如前述，由于"似溏非溏"而下利的情况较多，但是略有胃热亢进、大便变硬者亦可投与，这时"少少温服"比较好。

〈参考〉

第 250 条　太阳病，若吐，若下，若发汗后，微烦，小便数，大便因硬者，与小承气汤，和之愈。

第 248 条　太阳病三日，发汗不解，蒸蒸发热者，属胃也，调胃承气汤主之。（服用方法同第 207 条）

对于太阳病，若取发汗法，通常 3 日以内即可治愈。但是，对于例如太阳病麻黄汤证等肌、肉的郁热强烈，即便发汗后表之寒邪除去，郁热内陷阳明、胃而蒸蒸发热者，虽然还没到潮热的地步，大便已经开始略微变硬。当清胃热，调胃承气汤主之，"少少温服"。

第 249 条　伤寒吐后，腹胀满者，与调胃承气汤。（服用方法同第 207 条）

对于伤寒表邪内陷于胸、胃者，首先应正治，行吐法，胸中之邪去后，因吐法失津液，胃中之邪带热，胃肠之气不行，故腹胀满。对于此证，应当以调胃承气汤少少温服，再视情况做处理。

　　<参考>　吐法：瓜蒂散

　　第166条"胸中痞硬""胸有寒"

　　第355条"邪结在胸中""病在胸中"

　　(《金匮要略·腹满寒疝宿食病脉证治第十》宿食在上脘)

（二）大承气汤

《伤寒论》

第56条　伤寒，不大便六七日，头痛有热者，与承气汤。其小便清者，知不在里，仍在表也，当须发汗。若头痛者必衄。宜桂枝汤。

第208条　阳明病，脉迟，虽汗出不恶寒者，其身必重，短气，腹满而喘，有潮热者，此外欲解，可攻里也。手足濈然汗出者，此大便已硬也，大承气汤主之。若汗多，微发热恶寒者，外未解也。其热不潮，未可与承气汤。若腹大满不通者，可与小承气汤，微和胃气，勿令至大泄下。

大承气汤方　大黄四两，酒洗　厚朴半斤，炙，去皮　枳实五枚，炙　芒硝三合

上四味，以水一斗，先煮二物，取五升，去滓。内大黄，更煮取二升，去滓。内芒硝，更上微火一两沸，分温再服。得下，余勿服。

小承气汤方　大黄四两，酒洗　厚朴二两，炙，去皮　枳实三枚，大者，炙

上三味，以水四升，煮取一升二合，去滓，分温二服。初服汤当更衣，不尔者尽饮之。若更衣者，勿服之。

第209条　阳明病，潮热，大便微硬者，可与大承气汤。不硬者，不可与之。若不大便六七日，恐有燥屎，欲知之法，少与小承气汤，汤入腹中，转失气者，此有

燥屎也,乃可攻之。若不转失气者,此但初头硬,后必溏,不可攻之,攻之必胀满不能食也。欲饮水者,与水则哕。其后发热者,必大便复硬而少也,以小承气汤和之。不转失气者,慎不可攻也。

第212条 伤寒若吐,若下后不解,不大便五六日,上至十余日,日晡所发潮热,不恶寒,独语如见鬼状。若剧者,发则不识人,循衣摸床,惕而不安,微喘直视,脉弦者生,涩者死。微者,但发热谵语者,大承气汤主之。若一服利,则止后服。

第215条 阳明病,谵语,有潮热,反不能食者,胃中必有燥屎五六枚也。若能食者,但硬耳。宜大承气汤下之。

第217条 汗出谵语者,以有燥屎在胃中,此为风也。须下者,过经乃可下之。下之过早,语言必乱,以表虚里实故也。下之愈,宜大承气汤。

第220条 二阳并病,太阳证罢,但发潮热,手足漐漐汗出,大便难而谵语者,下之则愈,宜大承气汤。

第238条 阳明病,下之,心中懊憹而烦,胃中有燥屎者,可攻。腹微满,初头硬,后必溏,不可攻之,若有燥屎者,宜大承气汤。

第239条 病人不大便五六日,绕脐痛,烦燥[1],发作有时者,

---

〔1〕 当为"躁"。

此有燥屎，故使不大便也。

第240条 病人烦热，汗出则解。又如疟状，日晡所发热者，属阳明也。脉实者，宜下之。脉浮虚者，宜发汗。下之与大承气汤，发汗宜桂枝汤。

第241条 大下后，六七日不大便，烦不解，腹满痛者，此有燥屎也。所以然者，本有宿食故也，宜大承气汤。

第242条 病人小便不利，大便乍难乍易，时有微热，喘冒不能卧者，有燥屎也，宜大承气汤。

第251条 得病二三日，脉弱，无太阳柴胡证，烦躁，心下硬。至四五日，虽能食，以小承气汤，少少与，微和之，令小安。至六日，与承气汤一升。若不大便六七日，小便少者，虽不受食，但初头硬，后必溏，未定成硬，攻之必溏。须小便利，屎定硬，乃可攻之，宜大承气汤。

第252条 伤寒六七日，目中不了了，睛不和，无表里证，大便难，身微热者，此为实也。急下之，宜大承气汤。

第253条 阳明病，发热，汗多者，急下之，宜大承气汤。

第254条 发汗不解，腹满痛者，急下之，宜大承气汤。

第255条 腹满不减，减不足言，当下之，宜大承气汤。

第256条　阳明少阳合病，必下利。其脉不负者，为顺也。负者，失也。互相克贼，名为负也。脉滑而数者，有宿食也，当下之，宜大承气汤。

第320条　少阴病，得之二三日，口燥咽干者，急下之，宜大承气汤。

第321条　少阴病，自利清水，色纯青，心下必痛，口干燥者，可下之，宜大承气汤。

第322条　少阴病，六七日，腹胀，不大便者，急下之，宜大承气汤。

辨可下病脉证并治第二十一
第182条　病腹中满痛者，此为实也，当下之，宜大承气，大柴胡汤。（似第241条、第254条）

第188条　脉双弦而迟者，必心下硬。脉大而紧者，阳中有阴也，可下之，宜大承气汤。（似第208条）

辨可下病脉证并治第二十一的大承气汤条文中，除第182条、第188条以外，均和《伤寒论》《金匮要略》中的条文内容相同。

《金匮要略》
痉湿暍病脉证第二
第14条　痉为病，胸满口噤，卧不着席，脚挛急，必齘齿，可与大承气汤。

腹满寒疝宿食病脉证治第十
第13条　腹满不减，减不足言，当须下之，宜大承气汤。（和

第 255 条相同)

第 24 条　问曰，人病有宿食，何以别之。师曰，寸口脉浮而大，按之反涩，尺中亦微而涩，故知有宿食，大承气汤主之。

第 25 条　脉数而滑者实也，此有宿食，下之愈，宜大承气汤。（和第 256 条同样的内容）

第 26 条　下利不欲食者，有宿食也，当下之，宜大承气汤。

呕吐哕下利病脉证治第十七
第 37 条　下利三部脉皆平，按之心下坚者，急下之，宜大承气汤。

第 38 条　下利脉迟而滑者，实也，利未欲止，急下之，宜大承气汤。

第 39 条　下利，脉反滑者，当有所去，下乃愈，宜大承气汤。

第 40 条　下利已差，至其年月日时复发者，以病不尽故也，当下之，宜大承气汤。

妇人产后病脉证治第二十一
第 1 条，2 条，3 条　问曰：新产妇人有三病……病解能食，七八日更发热者，此为胃实，大承气汤主之。

第 7 条　产后七八日，无太阳证，少腹坚痛，此恶露不尽，不大便，烦躁发热，切脉微实，再倍发热，日晡时烦躁者，不食，食则谵语，至夜即愈，宜大承气汤主之。热在里，结在膀胱也。

关于宿食
《金匮要略·腹满寒疝宿食病脉证治第十》
第 27 条　宿食在上脘，当吐之，宜瓜蒂散。
第 28 条　脉紧如转索无常者，有宿食也。
第 29 条　脉紧，头痛风寒，腹中有宿食不化也。

条文解说
第 56 条　伤寒，不大便六七日，头痛有热者，与承气汤。其小便清者，知不在里，仍在表也，当须发汗，若头痛者必衄，宜桂枝汤。

伤寒，大便六七日不出，头痛、发热者，是因为热邪结于阳明胃，所以可以给与承气汤。此时，小便颜色一定是深黄色。腑实证，阳明胃热燥灼胃肠的津液，而大便六七日不出的话，很有可能已成燥屎。胃热注于脉外之气、肌气而发热，又通过直达路上升而引起头痛。

但是，即使大便六七日不出，虽头痛发热者，只要小便颜色清亮，就不是邪热结胃，而是表证，不能误作阳明腑实证而用下法，此时应当发汗。

若有头痛剧烈者，这是因为应当参与正邪斗争而被鼓舞的胃气并没有达到肌部，而是通过直达路上升到头部。头面部因为过剩的胃气而带有热，而鼻黏膜的肌部因为没有皮肤保护直接露出，所以当血络受损伤，则造成出血（衄）。若是有自汗的表证，则适宜用桂枝汤。（见图 3）

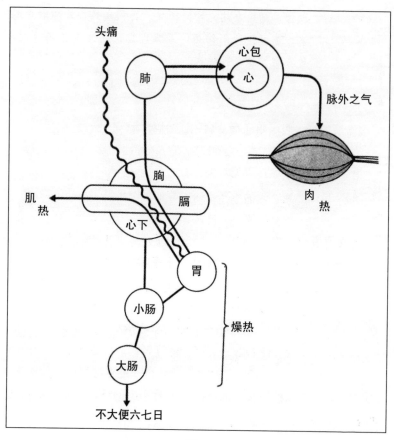

图 3

第 208 条　阳明病，脉迟，虽汗出不恶寒者，其身必重，短气，腹满而喘，有潮热者，此外欲解，可攻里也。手足濈然汗出者，此大便已硬也，大承气汤主之。若汗多，微发热恶寒者，外未解也。其热不潮，未可与承气汤。若腹大满不通者，可与小承气汤，微和胃气，勿令至大泄下。

1. 阳明病脉迟

关于此条已经在《经方医学·第一卷》"脉的迟数"中解说过。这里简单说明一下，阳明病腑实证中，胃热强，胃气不守，过剩的胃气向上、向外走。

---

①胃→心下、膈、胸→肺→心包→脉外之气
②胃→心下→肌气

---

①胃气越过肺的宣散而流注至肺，肺的宣散肃降因而失调，所以发生"短气""喘"这样的呼吸异常。因肺气不能宣散，不连于心包，所以"脉迟"，而供至肉部的脉外之气减少，所以"身必重"。

②过剩的胃气达到肌部，肌部蕴热而腠理开，所以"汗出""不恶寒""有潮热"。

正是由于以上的病理机制，才发生了脉迟以下的证候。另外，阳明病的汗出，是和表证（比如桂枝汤证的"自汗"）有区别的，是手足汗出如水下的"濈然汗出"，所以能引起肠胃津液大失而成"大便已硬也"。

一般的阳明病的潮热是由于肉部、肌部中的脉外之气和肌气同时过剩而产生，但是第208条中，因为上述的机制，可以说脉外之气是减少的，而肌气则相应地显著过剩而发生潮热。

如果汗多，虽然发热但尚未成潮热而恶寒者，因为有表证残留，不能投与承气汤（参考：第234条）。如果腹满严重，大便不通的话，即使汗多有潮热，仅凭大便硬是不能确定燥屎一定存在的，应当试着给与小承气汤以和胃气，而不能立刻用大承气汤峻攻。

对于"外未解"，可以参考第234条，使用桂枝汤。

〈参考〉

第234条 阳明病，脉迟，汗出多，微恶寒者，表未解也，可发汗，宜桂枝汤。

第 213 条　阳明病，其人多汗，以津液外出，胃中燥，大便必硬，硬则谵语，小承气汤主之。

第 214 条　阳明病，谵语，发潮热，脉滑而疾者，小承气汤主之。

第 209 条　阳明病，潮热，大便微硬者，可与大承气汤。不硬者，不可与之。若不大便六七日，恐有燥屎，欲知之法，少与小承气汤，汤入腹中，转失气者，此有燥屎也，乃可攻之。若不转失气者，此但初头硬，后必溏，不可攻之，攻之必胀满不能食也。欲饮水者，与水则哕。其后发热者，必大便复硬而少也，以小承气汤和之。不转失气者，慎不可攻也。

2. 大便微硬

一般来说，大承气汤在大便变得非常硬，或者进而变成燥屎时使用。单纯只是大便变硬的话，即使比如有谵语、潮热，也是使用小承气汤。（参考：第 214 条）对于这里的第 209 条有 2 种思考方法都成立。

①阳明病，已经有潮热，现在虽然大便微硬，但是从病情的发展来看，很快就要变成燥屎，要尽早使用大承气汤。

②阳明病，即使有潮热了，但是大便微硬，还没有变得完全硬，参考其他条文，应当用小承气汤才更为妥当。也就是说，这里将"可与小承气汤"错写成"可与大承气汤"了。

在①②两种说法中，历代解说都采用了①说。但是从和第 209 条的"若不大便……"以下条文的衔接，或者前述《伤寒论》中的大、小承气汤的整体性来看，我认为还是②说更佳。最起码，如果第 209 条"阳明病，潮热，大便微硬者"投与大承气汤是适宜的，那么小承气汤不就没有存在意义了吗？

3. 有无燥屎的检验方法

大便六七日不出，可以少量投与小承气汤作为检验燥屎有无的方法。放屁的话，就是有燥屎存在，应当用大承气汤攻下；而没有放屁的话，即使大便开始是硬的，后面接着会下利，所以不能投与大承气汤。如果误用了大承气汤，就会腹部胀满、不能进食，想要喝水而给与水的话则会干呕。

4. 转失气

有燥屎者给与少量小承气汤，就会病重药轻，燥屎不动，肠中之气仅仅稍动，所以"转失气"。而不"转失气"是因为大便的一部分刚刚变硬，尚未成燥屎，不可以投与大承气汤。

（《注解伤寒论》中是"转屎气"

《伤寒论讲义》（奥田）"转矢气"）

思考一下本条文的内容，"大便微硬"的病人投与大承气汤也是矛盾的。不"转失气"而误用大承气汤的话，就会胃气伤而"胀满""不能食""欲饮水者与水则哕"。

5. 其后发热者

对于"不大便六七日"有"燥屎"的病人，虽然正确地使用了大承气汤攻下，但是邪气没有完全除尽，再次形成胃热而"发热"，大便再次变硬、量少者，应该还没有成燥屎，用小承气汤清其胃热即可。

哕：一般来说是呃逆，但是也有说法指干呕。

第212条 伤寒若吐，若下后不解，不大便五六日，上至十余日，日晡所发潮热，不恶寒，独语如见鬼状。若剧者，发则不识人，循衣摸床，惕而不安，微喘直视，脉弦者生，涩者死。微者，但发热谵语者，大承气汤主之。若一服利，则止后服。

<参考> 牀：床的正字（《字通》白川静）
惕：惧怕，抖动（《字通》）
摸：探寻，取，撆

　　治疗伤寒误行吐法或者下法，病不能愈，因为误治而失津液，邪化热而内陷，在阳明胃腑中形成因燥热引起的腑实证。大便亦燥而成燥屎，五六日至十日不出。因为胃热，日晡的时间（下午 3~5 点）发潮热，不恶寒。一般的阳明腑实证中，胃热传至心包则出现谵语，但此证更重，症状也更严重，出现仿佛见鬼一般恐惧、自言自语这样的精神错乱状态。误治导致的伤津再加上强烈胃热引起的伤津，阴液的消耗非常严重。胃热、伤津程度继续加重的话，就会发生意识混乱，精神状态不稳定，一会儿摆弄衣服一会儿摸索床，胃热引起过剩的胃气上升到肺，肺气不能肃降而成“微喘”，目直视某一点而不动，这是非常危险的状态。此时脉呈弦的话，阴液尚有残存，投与大承气汤勉强还有得救的可能。但若脉呈涩者，阴液已枯尽，不能救。

　　上述这样的症状并非重症，大便五六日到十日以上不出，只是发热谵语者，这是由普通的胃热所引起的，主要用大承气汤治疗，如果服一剂就发生下利，则不再继续服用。

　　这里的第 212 条呈现了阳明腑实之大承气汤证的重笃之证和死证。阳明腑实证胃热炽盛，阴液极度消耗、枯竭[1]者，急与大承气汤守住阴液方能不至死。正如阳明病篇第 252 条、253 条、254 条和少阴病篇第 320 条、322 条中"急下之，宜大承气汤"，投与大承气汤以图存阴是必须的一步。

―――――――――――――

　　〔1〕 日文原书为"渴"，据文义改为"竭"更为妥帖，下页表格同。

胃热	↑	↑↑	↑↑↑	↑↑↑
伤阴	↑	↑↑	↑↑↑	枯竭
症状	但发热，谵语者	发潮热，不恶寒，独语如见鬼状	发则不识人，脉弦，循衣摸床，惕而不安，微喘直视	同左，脉涩
处方	大承气汤			死证

第215条　阳明病，谵语，有潮热，反不能食者，胃中必有燥
　　　　　屎五六枚也。若能食者，但硬耳。宜大承气汤下之。

阳明病，虽有谵语、潮热，但能食，仅仅是大便硬，而未成燥
屎，因此腑气（胃肠之气）某种程度是通的。但是不能食的话，胃
热程度较甚，也有伤津，形成燥屎，因此腑气不通，胃气也不动，
胃的受纳作用不能发挥，所以“不能食”。

此条文中可以根据“能食”和“不能食”来鉴别燥屎的有无。
大便硬而“能食”为小承气汤，有燥屎而“不能食”者需要用大承
气汤荡涤、清热而守阴。

大便硬，能食……小承气汤

燥屎，不能食……大承气汤

6. 燥屎

“不大便六七日”“不大便五六日，上至十余日”“胃中必有燥
屎五六枚也”

从上看出，伤寒引起的阳明腑实证，大便五六日不出，从大便
硬变为硬邦邦的圆石块状者，称为燥屎。恐怕和大枣差不多大小，

在大肠内存在五六个。大承气汤证的病理是胃中有热，此热并传向小肠、大肠，因此胃和大肠津液丧失尤甚。也就是说病理上的中心是胃和大肠中的里热（燥热）和阴液的损失。所以大便变硬，最终成为燥屎。当然，与小承气汤证比，大承气汤证燥热和伤津的程度更甚，其中一个表现就是有"燥屎"。

7. 胃中必有燥屎五六枚

燥屎并不存在于胃中，而是在大肠。《伤寒论》中，胃是代表阳明病的腑，燥屎虽然存在于大肠，作为表现方式象征性地作"胃中必有燥屎五六枚"。另外从"胃中必有燥屎五六枚"这样的表达可以推测，燥屎是可以一个两个数出来的固形物。

〈参考〉

将个数写作

1）枚者

大枣、瓜蒌实、鸡子黄、附子、栀子、枳实、乌梅、䗪虫、半夏（苦酒汤）

2）个者

桃仁、杏仁、栀子、水蛭、虻虫

第217条 汗出谵语者，以有燥屎在胃中，此为风也。须下者，过经乃可下之。下之若早，语言必乱，以表虚里实故也。下之愈，宜大承气汤。

8. 汗出

阳明病的"汗出"一般是较太阳中风证的"汗出"汗量要多，如"多汗"（第196条、213条）、"汗出多"（第224条、234条）、"汗多"（第253条）、"手足濈濈汗出"（第220条）、"手足漐然汗出"（第 208 条）。因此，从此条文"汗出"的下文也可以看出这是太阳中风证的"汗出"。

从上可以看出，第 217 条是阳明腑实的有燥屎证兼有太阳中风证。太阳阳明的合病在第 32 条、33 条、36 条中，因为太阳病是主体，所以使用葛根汤或麻黄汤。另外，二阳并病的最初期者用发汗法，下一个时期用小发汗法（第 48 条）。

因此，对于阳明病兼太阳中风，虽然原则上是先用桂枝汤治其表，但在此条文中并不可以，因为会使已有燥屎的状况恶化。而反过来攻下行之过早的话，在表的风邪内陷，心包之神混乱，形成比谵语更危重的不知所云的"语言混乱"。

总体来说，"过经"也就是太阳中风证消失后，里实证成为疾病的主体才当用攻下之法，此时宜大承气汤。

{
谵语：胡言乱语、所说的话可以理解。

语言乱：类似胡言乱语但所说的话完全不能理解。
}

第 220 条　二阳并病，太阳证罢，但发潮热，手足漐漐汗出，大便难而谵语者，下之则愈，宜大承气汤。

即使是二阳的并病，刚刚形成太阳病的最初期时用发汗法，汗出不彻底太阳病尚有残存，与阳明病并病者，用小发汗法。此时攻下的话就会"下之为逆"（第 48 条）。但是即使是二阳的并病，太阳证已经全面消失而成阳明病，发潮热、手足没完没了出汗、大便难出谵语者，宜用大承气汤。本条文和第 217 条的病理、治疗原则相似。

第 238 条　阳明病，下之，心中懊憹而烦，胃中有燥屎者，可攻。腹微满，初头硬，后必溏，不可攻之。若有燥屎者，宜大承气汤。

阳明病攻下后，热邪未尽还有残留，因胃热心中懊忱、心烦者，是因为肠中尚有燥屎残留。宜用大承气汤攻下。腹微满、未成燥屎者，即使大便开头硬，后必下利，这样的病人不能用大承气汤攻下。最后，"心下懊忱，心烦"者虽然有由胸、膈、心下的无形之热引起的栀子豉汤证，通过腹证尤其是心下按压可以鉴别。

大承气汤证：第251条"心下硬"

《金匮要略·呕吐哕下利病脉证治第十七》"按之心下坚"

栀子豉汤证：第375条"按之心下濡"

如上所述，大承气汤证心下坚硬，栀子豉汤证心下濡（软）。

第240条　病人烦热，汗出则解。又如疟状，日晡所发热者，属阳明也。脉实者，宜下之。脉浮虚者，宜发汗。下之与大承气汤，发汗宜桂枝汤。

如果是原本的阳明病，"汗出"后不会出现一时的症状改善。但是这里的第240条中，"汗出"后"烦热"消解，过一会儿在日晡（午后3~5点）的时间段内发潮热。由此得出，第240条并不是典型的阳明病。从"汗出"使烦热一时减轻可以看出，阳明里热略轻，因为这里兼有太阳证，一部分邪气存在于太阳。（见图4）

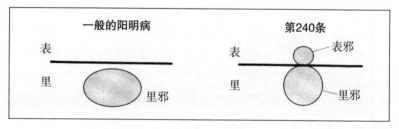

图4

此病证中，虽然兼有太阳证，但阳明腑实证是主体，脉呈实脉，宜用大承气汤攻下。

一方面，即使是阳明证中兼有太阳，风邪主要存在于太阳、肌部卫分和阳明外的肉部卫分中，阳明腑实证尚未形成于里，所以脉呈浮虚，宜用桂枝汤发汗。这里的桂枝汤证可以参考第234条"阳明病……宜桂枝汤"的条文。

> 第241条　大下后，六七日不大便，烦不解，腹满痛者，此有
> 　　　　　燥屎也。所以然者，本有宿食故也，宜大承气汤。

大承气汤既可用于"燥屎"也可用于"宿食"。本条文首先以有"燥屎"存在的假设为出发点，并已经用过大承气汤大下。但是，大下后病仍未解，六七日大便不出，心烦、腹满、腹痛者，是因为大肠内仍有燥屎残留。之所以会形成，是因为原本小肠内就有宿食存在，第一次大下后，虽然对宿食有效，但是胃热没有完全荡涤尽，经过六七日，胃热使得大肠内形成燥屎。对于这样的燥屎，当再次用大承气汤攻下。

$$\left\{ \begin{array}{l} 第一次的大承气汤\to 宿食 \\ 第二次的大承气汤\to 燥屎 \end{array} \right.$$

对于宿食和燥屎，作为攻下剂都是使用了大承气汤。但是，宿食和燥屎的性状完全不同。宿食存在于小肠内，是未经过小肠第一泌别清浊作用前的清浊混合物受到病理之热而变质产生的。宿食是含有水分的黏腻物，在性状上和痰接近。用于结胸证的大陷胸汤、调胃承气汤中的大黄和芒硝都是用于和胸中之痰或者肠内之痰性状相近的黏腻物。

> 宿食……和痰的性状相近

当用调胃承气汤下之的小肠内的黏腻物（称为似痰非痰）和宿

食，二者的性状相近。只是宿食经过了更强的胃热，与似痰非痰比，水分更少。（在调胃承气汤部分有似痰非痰相关的详细解说）

$$\begin{cases} 宿食\cdots\cdots\cdots\cdots黏腻 \quad 水分 （+）\\ 似痰非痰\cdots\cdots黏腻 \quad 水分 （++） \end{cases}$$

<参考>

宿食的条文

《伤寒论》第 241 条、256 条

《金匮要略·腹满寒疝宿食病证治第十》第 24 条、25 条、26 条、27 条、28 条、29 条（其中第 24 条、25 条、26 条是大承气汤）

<参考条文>

第 251 条的总结

小承气汤证：能食，大便硬

大承气汤证：不受食，小便利，燥屎

水、食物经过小肠第一泌别清浊作用分开清浊后，在小肠第二泌别清浊作用时，大便、小便分开，大便送至大肠。送到大肠的大便在燥热作用下失去水分，变成硬石样的燥屎。

> 燥屎……石头一样硬、水分非常少

本条文中，宿食已经存在，胃热波及小肠，宿食受热变得更加黏腻，需要用芒硝、大黄来将这样黏腻的宿食溶而荡涤之。而另一方面，厚朴、枳实对于这样黏腻的宿食来说没有效力。

大承气汤和调胃承气汤顿服时的大黄、芒硝一次投与量

	大黄	芒硝
大承气汤	2 两	1.5 合
调胃承气汤（顿）	4 两	5 合

调胃承气汤的部分虽有大概的说明，这里再述一下。比较一下大承气汤和顿服的调胃承气汤中大黄、芒硝的一次给药量，调胃承气汤的大黄是其 2 倍，芒硝是 3 倍。从这一点考虑的话，可以认为有"宿食"存在的大承气汤和调胃承气汤中的"似痰非痰"相比，后者的量比较大。原因是大承气汤证不能食，新产生的宿食少，而调胃承气汤证并非不能食，所以似痰非痰不断产生，其结果就是作为病理产物的似痰非痰的量会增多。所以二者大黄、芒硝的用量有差异。另外一部分大承气汤证中，有宿食存在于小肠、燥屎存在于大肠，而调胃承气汤证则没有燥屎的存在，仅有大量的似痰非痰存在于小肠中。两汤证的病理差异就在于此。

	小肠	大肠
大承气汤证	宿食（＋）	燥屎（＋）
调胃承气汤证	似痰非痰（＋＋）	燥屎（－）

第 242 条 病人小便不利，大便乍难乍易，时有微热，喘冒不能卧者，有燥屎也，宜大承气汤。

乍：忽然，立刻

一般的承气汤证中没有"小便不利"。胃热加上津液自小便流失，因而生燥热。这里第 242 条的特殊性在于"小便不利"。胃热移至膀胱，膀胱的开阖作用失调而成"小便不利"。原本的话，津液通过小便流失而大肠燥，但是，应当从尿排出的津液流到大肠，形成未结的、未成燥屎的形态，是容易排泄的。但是已成燥屎的话则无法排泄出去。因为燥屎的存在，大肠腑气不通，肺、胸、膈、心下的升降出入不利，肺失肃降而"喘"，胃气通过直达路升入头中成"冒"，无法安睡。胸、膈、心下的升降出入不利，和一般的阳明病一样，胃气过多地供给肌部和肉部，不发潮热即成"胃热"。但是，本条文之证并不像一般大承气汤证那样腑气完全不通，这是其一特征。只要将大肠中已结的燥屎用大承气汤荡涤之，诸症即可治愈。（见图5）

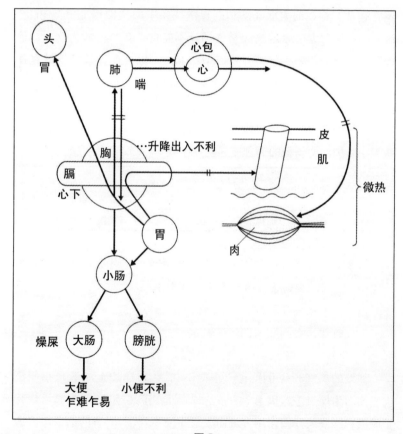

图5

9. 问题点

如果在实际的临床中看到这样的病例，一定会苦于判断吧。"大便乍难，乍易"（有时难出，而有时易出）的情况，作为实际判断，是难以形成"大便不出"这样的认识的。而且还有"小便不利"，判断出燥屎的存在是非常困难的。

> 第251条　得病二三日，脉弱，无太阳柴胡证，烦躁，心下硬。
> 至四五日，虽能食，以小承气汤，少少与，微和之，
> 令小安。至六日，与承气汤一升。若不大便六七日，
> 小便少者，虽不受食，但初头硬，后必溏，未定成
> 硬，攻之必溏。须小便利，屎定硬，乃可攻之，宜
> 大承气汤。

发病仅仅经过二三日，一般的话还处于太阳病时期，但是并没有太阳病的证候，也没有少阳柴胡证。从有烦躁、心下硬等症状可以看出病已入里。而脉为弱，表示存在一定程度的正气不足。病至四五日也可以饮食，本来是可以按照固定的小承气汤给药模式给药即可（一次量，六合），但是因为脉弱，少少与小承气汤，使其轻度下利，翌日，诸症状减轻的话再与小承气汤一升。

10. 以小承气汤，少少与

煎一剂小承气汤，按照惯例煮取一升二合，1次服用六合。但是，这里是"少少与"，翌日"与一升"，计算上来看"少少与"是二合。

如果大便六七日不出，小便少者，即使"不能食"，也不可与大承气汤。为什么呢？因为大便还没有完全变硬。虽然开头硬，后面必成下利。如果误投与大承气汤，下利必定不止。小便正常出，大便完全变硬的话，方宜以大承气汤攻下。

第252条　伤寒六七日，目中不了了，睛不和，无表里证，大
　　　　便难，身微热者，此为实也。急下之，宜大承气汤。

伤寒经过六七日时，朦胧、目中无光，没有典型的表里症状，大
便困难，肌表有微热者，为阳明腑实重证。因为里热盛，津液消耗，
大便变硬。虽有里热盛，因为阴液消耗，膈亦枯，膈的升降出入不利，
里热难出肌肉，所以成微热。血中的津液也不足，目不得养，朦胧而
无光，这是危险的证候，除了用大承气汤急下存阴以外别无他法。

第252条虽然乍一看不是什么重证，但是由意识状态恶化（目
中不了了，睛不和）这一点，应当能够正确认识到这是里热盛阴液
将枯的重证。

第252条、253条、254条、320条、321条、322条都是急下存
阴法的相关记录。

第253条　阳明病，发热，汗多者，急下之，宜大承气汤。

阳明病中，虽然发热、汗出是基本的证候，但是如"汗多者"
这样发汗异常多的情况，里有津液枯竭的危险，所以以大承气汤急
下存阴。

第254条　发汗不解，腹满痛者，急下之，宜大承气汤。

对于阳明病来说，行发汗法而病不解，里热越来越盛，津液最
后会被消耗。此时，大肠中的屎变成燥屎，腑气不通而生腹痛、腹
满。当以大承气汤急下存阴。

　<参考>
第235条　阳明病，脉浮，无汗而喘者，发汗则愈，宜麻黄汤。

第 255 条　腹满不减，减不足言，当下之，宜大承气汤。

腹满，或者完全不见减轻，或者虽然减轻，但很轻微，原因是里实而有燥屎，以大承气汤攻下。虽然有腹满，时而减轻或者消失，那就不是里实证，有可能是比如说太阴病。根据腹满持续，还是时而缓解可以分虚实。

第 256 条　阳明少阳合病，必下利。其脉不负者，为顺也。负者，失也。互相克贼，名为负也。脉滑而数者，有宿食也，当下之，宜大承气汤。

"其脉不负者……名为负也"全面展开了五行学说。一般认为这不是原来的条文。根据五行学说，木克土，呈弦脉者为逆证，呈滑数脉者为木不克土，为顺证。

为什么阳明少阳合病必下利？

关于合病，有其他的条文，如下：

第 32 条　太阳与阳明合病者，必自下利，葛根汤主之。

第 33 条　太阳与阳明合病，不下利，但呕者，葛根加半夏汤主之。

第 36 条　太阳与阳明合病，喘而胸满者，不可下，宜麻黄汤。

第 172 条　太阳与少阳合病，自下利者，与黄芩汤。

第 219 条　三阳合病，腹满，身重，难以转侧，口不仁，面垢，谵语，遗尿。发汗，则谵语，下之则额上生汗，手足逆冷。若自汗出者，白虎汤主之。

11. 阳明病中的下利

阳明病的大承气汤证中，一般有胃热，大肠内大便因热而燥，不能食，不大便六七日而成燥屎。一方面，胃、小肠中有食物残渣残存的情况下，受胃热后变质成不参与分别的宿食，身体为将其排泄出而发生下利。但是，这种生理反应无法将宿食完全荡涤干净，需要投与大承气汤。本条文中，脉滑而数就是有宿食存在的证据。

其他表示宿食存在的脉象还有《金匮要略·腹满寒疝宿食病脉证治第十》中的"寸口脉浮而大，按之反涩，尺中亦微而涩""脉紧如转索无常者""脉紧"。此外，下利而投与大承气汤者，有"三部脉皆平""脉迟而滑""脉反滑者"。

阳明病后燥屎的形成需要"不大便六七日""不大便五六日，上至十余日""大下后不大便六七日"，而少阴病中也有像"少阴病六七日……不大便者"这样，少则五六日以上的大便不出的时间段。也就是说，虽然有胃热，至少也是需要经过数日的时间才能形成燥屎的。而一方面，宿食和似痰非痰是残存的食物残渣变质而来，这样看的话，所需的时间更短。

阳明、少阳合病，里热忽然变盛，传至阳明、少阳，胃和小肠中有食物残渣存在的情况下，有可能很容易就会变质成为宿食。阳明、少阳合病的症状发生，如果食物残渣已经变质成宿食，此时必然下利，就不会数日后形成燥屎，因此条文中用了"必"。

条文里是阳明、少阳合病的情况下"必"下利，但不是合病的阳明病或者少阴病中，同样也当然会发生下利。虽然这是阳明、少阳合病的条文，但是问题的本质并不在合病上，而是

1）食物残渣的存在

2）一开始就有较重的里热存在

满足这2个条件的话，宿食—下利这样的证候就有可能发生。

第320条　少阴病，得之二三日，口燥咽干者，急下之，宜大承气汤。

以下，第320条、第321条、322条的少阴大承气汤证是比一般

的阳明大承气汤证更加严重的重证，因为有真阴枯竭的危险。其症状特征是"口燥咽干""口干燥"，不像阳明的承气汤证。

从"少阴病，得之二三日"可以看出是少阴直中，邪气从后通卫气的领域逆行至肾，仅仅二三日便急速化热，成为伤阴的重症。

原本肾阴虚而有内热的状态下，邪侵入化热，热亢更加烧灼肾阴，将成枯竭。肾阴（真阴）枯竭则津液不能到达口和咽中，而生"口燥""咽干"（无法饮水）。当用大承气汤急下存阴。

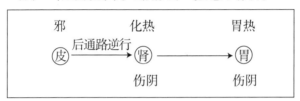

第321条　少阴病，自利清水，色纯青，心下必痛，口干燥者，可下之，宜大承气汤。

清：不是清浊的清，是圊。

圊：根据《大汉和辞典》，是厕所的意思。表示脏。

纯：黑色的绢。黑色的意思。

少阴病，下污浊的青黑色的水样便。心下必痛，口干燥。

第321条接着第320条，很可能是直中后化热。少阴（肾）的直中化热易损伤肾阴呈重证化。

肾阴损而有热，小肠和胃也有热。由于胃热，胃不能守，胃津被迫往心下，心下有饮留积，所以"心下必痛"。

可以参考《金匮要略·呕吐哕下利病脉证治第十七》中有"下利三部脉皆平，按之心下坚者，急下之，宜大承气汤"，心下存在有形之物（水或饮）。这和第321条一样，表示胃津不守被迫于心下而积留。

另外，胃津下流至小肠，因为小肠有热而失去泌别清浊作用，不能被分别去往膀胱，所以在大肠作为青黑色水样便被排出。如果是少阴直中后急速化热的话，不会产生燥屎（燥屎的形成需要不大便五六日），可以否定关于本条文的"热结旁流"说。（见图6）

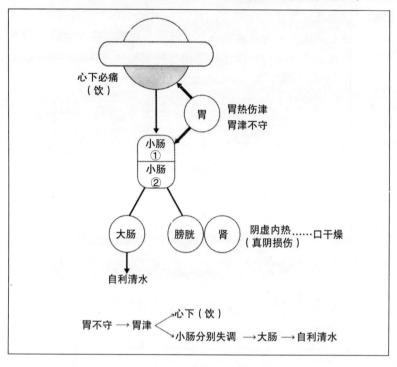

图6

第322条　少阴病，六七日，腹胀，不大便者，急下之，宜大
　　　　　承气汤。

少阴病过了六七日，腹胀满，大便六七日不出者存在燥屎。应当急以大承气汤攻下，以图存阴。

第322条如果只是"六七日""腹胀""不大便"的证候，那就是普通的阳明病大承气汤证。但是，这里是"少阴病六七日"，因为是少阴直中化热，真阴（肾阴）已经受损伤，虽然不像第 320 条那样急速化热，但是也有必要急下存阴以守住真阴。

第 321、322 条都可以认为是直中后化热，当然就是通过传变而成阳明胃热，因此烧灼胃津，也不排除肾阴（真阴）也受损伤的可能性。

胃热→胃津不足→真阴损伤

这种情况下，为了守阴，需要用"急下存阴法"。

12. 关于口燥咽干者（第 320 条）、口干燥者（第 321 条）

"口干咽燥者""口干燥"是真阴即将枯竭而生。口中的津液甚是不足，口干而不饮水。

少阳病中的"口干"是由于胆、膈之热升于上部而生，和少阴病的咽干相比，两者的病理机制是完全不同的。

下面关于白虎加人参汤证的"渴"进行讨论。第 26 条"大烦渴"、第 168 条"大渴，舌上干燥而烦，欲饮水数升"、第 169 条"口燥渴"、第 170 条"渴欲饮水"。这些"渴"是口渴、想要喝很多水。从这点来看，和少阴的"干"是有很大差异的。

辨可下病脉证并治第二十一中包含的，《伤寒论》《金匮要略》中没有的大承气汤条文

第 13（182）条　病复（腹）中满痛者，此为实也，当下之，
　　　　　　　　　宜大承气，大柴胡汤。

第 19（188）条　脉双弦而迟者，必心下硬。脉大而紧者，阳中
　　　　　　　　　有阴也，可下之，宜大承气汤。

第 321 条"心下必痛"、《金匮要略·呕吐哕下利病脉证治第十

七》"心下坚者……急下之，宜大承气汤"，这些都表示心下有有形之饮存在。

本条文也是心下有饮，脉为有饮之"弦"，另外心下之饮引起膈的升降不利，心包、脉外之气减少，成"迟"脉。

脉大而紧者，阳中有阴。

<参考>

《金匮要略·腹满寒疝宿食病脉证治第十》

第20条　其脉数而紧，乃弦，状如弓弦，按之不移。脉数弦者，当下其寒。脉紧大而迟者，必心下坚，脉大而紧者，阳中有阴，可下之。

第28条　脉紧如转索无常者，有宿食也。

第29条　脉紧，头痛风寒，腹中有宿食不化也。

参考上文可知，脉紧表示有宿食，虽然是阳病，但是存在的宿食为阴（阳中有阴）。因此，当用大承气汤下之。

《金匮要略·痉湿暍病脉证第二》

第14条　痉为病，胸满口噤，卧不着席，脚挛急，必龂齿，可与大承气汤。

根据《黄帝内经》，痉病是由于伤津和湿证两个原因造成的。本条文中，可以从"口噤""卧不着席""脚挛急""必龂齿"看出，是由伤津而筋肉失养所引发的。当用大承气汤攻下。

<参考>

第3条　太阳病，发热脉沉而细者，名曰痉，为难治。

第7条　病者，身热足寒，头项强急，恶寒，时头热，面赤目赤，独头动摇，卒口噤，背反张者，痉病也。若发其

汗者，寒湿相得，其表益虚，即恶寒甚，发其汗已，
其脉如蛇。

第9条　夫痉脉，按之紧如弦，直上下行。

津液不足，筋、肉的络血和脉外之气不通，筋、肉挛
急。筋、肉挛急，气（脉外）血（络）更加不通。肺的宣肃也变困难，从而
出现胸满。

和《伤寒论》第208条　大承气汤"脉迟……短气，腹满，喘
……"的病理机制不同，但略微接近。

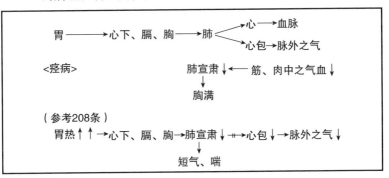

若这样的病情属于破伤风的话，投与大承气汤而治愈的可能性
很低。在古代，可以认为是抱有一丝希望投与了大承气汤。

《金匮要略·腹满寒疝宿食病脉证治第十》

第13条　腹满不减，减不足言，当须下之，宜大承气汤。（和
　　　　　《伤寒论》第255条一样）

13. 宿食

第24条　问曰，人病有宿食，何以别之。师曰，寸口脉浮而
　　　　　大，按之反涩，尺中亦微而涩，故知有宿食，大承气
　　　　　汤主之。

微而涩：取脉微而涩是为虚脉，并不适用大承气汤。

宿食原本的脉象是"滑"和"紧"。但是，本条文中，寸口脉浮大有力，按之反而涩有力，尺脉果然还是略涩。这是因为宿食的存在阻碍了气机的通畅，脉反而呈涩。

第25条　脉数而滑者实也。此有宿食，下之愈，宜大承气汤（和《伤寒论》第256条相近）。

脉数而滑者，数为热，滑表示有宿食，宜用大承气汤下之。

第26条　下利不欲食者，有宿食也，当下之，宜大承气汤。

因为有宿食，为了将之排出，而发生下利，但是无法排出。因为宿食依旧存在，所以没有食欲。对于这样的症状，适宜用大承气汤下之。

<参考>

宿食、食积

《伤寒论》《金匮要略》中，对于"宿食"是用大承气汤荡涤之。另有和宿食虽然性状相近，但略微有所不同者，以调胃承气汤处理。但是，在《伤寒论》《金匮要略》中，还有使用大承气汤处理比"宿食"更轻的"宿食"这样的记载，比如瓜蒂散证和枳实栀子豉汤证（加大黄如博棋子大五六枚）。

《金匮要略·腹满寒疝宿食病脉证治第十》中其他关于宿食的条文

第27条　宿食在上脘，当吐之，宜瓜蒂散。

第28条　脉紧如转索无常者，有宿食也。

第29条　脉紧，头痛风寒，腹中有宿食不化也。

第 27 条　宿食在上脘，当吐之，宜瓜蒂散。

可以看出，宿食虽存在于小肠中，但有时也会存在于胃中。

枳实栀子汤加大黄

第 393 条　大病差后劳复者，枳实栀子豉汤主之。……若有宿
　　　　　食者，内大黄如博棋子五六枚。

大黄博棋子大：一说：一寸×一寸（2.3cm×2.3cm）
　　　　　　　　一说：二寸×一寸（4.6cm×2.3cm）
取博棋子大的大黄六枚，二寸×一寸的话就是约 10g

条文解说

病愈后，劳动引起再发者，是因为胸中有无形之热产生。枳实、栀子、豆豉可清胸中无形之热。如果热传入小肠，在小肠中，水、食物的在经过分别作用前发生变质成为宿食，这种有宿食存在的情况需要加入大黄涤荡之。

但是，本条文中的宿食没有那么黏腻且量也少，所以不入芒硝，只用少量的大黄。

14. 宿食的重症和轻症

后世的饮食积滞病逐渐发展为"食积"，对于轻者一般习惯使用消导药。

代表方剂：保和丸（山楂子、神曲、莱菔子、陈皮、半夏、茯苓、连翘）

宿食、食积都是饮食积滞，虽然是同样的病理，但是其病变程度有轻重之分，重症用大承气汤，轻症用保和丸等。

《金匮要略·呕吐哕下利病脉证治第十七》

第37条 　下利三部脉皆平，按之心下坚者，急下之，宜大承气汤。

第38条 　下利脉迟而滑者，实也，利未欲止，急下之，宜大承气汤。

第39条 　下利，脉反滑者，当有所去，下乃愈，宜大承气汤。

第40条 　下利已差，至其年月日时复发者，以病不尽故也，当下之，宜大承气汤。

第37~39条是因为已经有宿食存在，所以生下利。第40条是宿食没有完全排出而有残留，所以宿食增加到一定程度会再度下利。宜用大承气汤下之。

《金匮要略·妇人产后病脉证治第二十一》

1. 问曰，新产妇人有三病，一者病痉，二者病郁冒，三者大便难，……解能食，七八日更发热者，此为胃实，大承气汤主之。

因为胃实而发热，故以大承气汤荡涤胃热。

第7条 　产后七八日，无太阳证，少腹坚痛，此恶露不尽，不大便，烦躁发热，切脉微实，再倍发热，日晡时烦躁者，不食，食则谵语，至夜即愈，宜大承气汤主之。热在里，结在膀胱也。

产后经过七八日的时候，也没有太阳证，少腹坚痛。大便不出（七八日不出），烦躁，发热，脉略实。一到日晡的时间段（午后

3～5点），发热就会加重，烦躁，无法进食。如果勉强进食就会谵语。热在下焦、中焦，也结在膀胱。诸症在夜间即改善。

以上所有症状的原因是恶露残留于血室。残留的恶露位置在"狭义的血室"（子宫）中，变成瘀血而有热，波及至"广义的血室"（包含骨盆腔的下腹部），导致大肠、膀胱也有热。在大肠中，"不大便""七八日"，因而形成燥屎。血室、大肠中的热又波及到小肠、胃，成胃热。这并不是从太阳病传变来的，而是由血室生热引起，但是结果却是阳明胃热证。另外，血室中热邪仅有热传到膀胱并结于此处（"热在里，结在膀胱"）。

桃核承气汤证是以瘀血为中心而产生的，"热结膀胱"虽然也可以"血自下，下者愈"，但本证不止是血室有瘀血，大肠中还有燥屎存在，所以必须用大承气汤荡涤血室中的瘀血，血室、胃、小肠、膀胱、大肠中的热，以及大肠的燥屎。（见图7）

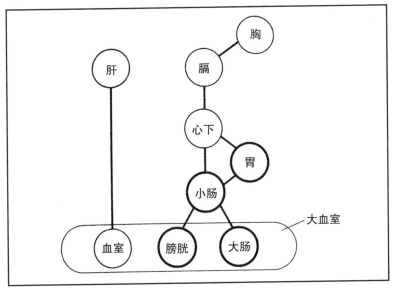

图7

（三）小承气汤

《伤寒论》

第208条　阳明病，脉迟，虽汗出不恶寒者，其身必重，短气，腹满而喘，有潮热者，此外欲解，可攻里也。手足濈然汗出者，此大便已硬也，大承气汤主之。若汗多，微发热恶寒者，外未解也。其热不潮，未可与承气汤。若腹大满不通者，可与小承气汤，微和胃气，勿令至大泄下。

大承气汤方　大黄四两，酒洗　厚朴半斤，炙，去皮　枳实五枚，炙　芒硝三合

上四味，以水一斗，先煮二物，取五升，去滓。内大黄，更煮取二升，去滓。内芒硝，更上微火一两沸，分温再服。得下，余勿服。

小承气汤方　大黄四两，酒洗　厚朴二两，炙，去皮　枳实三枚大者，炙

上三味，以水四升，煮取一升二合，去滓，分温二服。初服汤当更衣，不尔者尽饮之。若更衣者，勿服之。

第209条　阳明病，潮热，大便微硬者，可与大承气汤。不硬者，不可与之。若不大便六七日，恐有燥屎，欲知之法，少与小承气汤，汤入腹中，转失气者，此有燥屎也，乃可攻之。若不转失气者，此但初头硬，后必溏，不可攻之，攻之必胀满不能食也。欲饮水者，与水则哕。其后发热者，必大便复硬而少也，以小承气汤和之。不转失气者，慎不可攻也。

第 213 条　阳明病，其人多汗，以津液外出，胃中燥，大便必硬，硬则谵语，小承气汤主之。若一服谵语止者，更莫复服。

第 214 条　阳明病，谵语，发潮热，脉滑而疾者，小承气汤主之。因与承气汤一升，腹中转气者，更服一升，若不转气者，勿更与之。明日又不大便，脉反微涩者，里虚也，为难治，不可更与承气汤也。

第 250 条　太阳病，若吐，若下，若发汗后，微烦，小便数，大便因硬者，与小承气汤，和之愈。

第 251 条　得病二三日，脉弱，无太阳柴胡证，烦躁，心下硬。至四五日，虽能食，以小承气汤，少少与，微和之，令小安。至六日，与承气汤一升。若不大便六七日，小便少者，虽不受食，但初头硬，后必溏，未定成硬，攻之必溏，须小便利，屎定硬，乃可攻之，宜大承气汤。

第 374 条　下利谵语者，有燥屎也，宜小承气汤。

《金匮要略·呕吐哕下利病脉证治第十七》
第 41 条　下利谵语者，有燥屎也，小承气汤主之。（同第 374 条）

第 48 条《千金翼》小承气汤：治大便不通，哕，数谵语。

辨不可下病脉证并治第二十

第38（161）条　得病二三日，脉弱，无太阳柴胡证，烦躁，心
　　　　　　　下痞，至四日，虽能食，以承气汤[1]，少少与，微和
　　　　　　　之，令小安。至六日，与承气汤一升。若不大便六
　　　　　　　七日，小便少，虽不大便，但头硬，后必溏。未定
　　　　　　　成硬，攻之必溏。须小便利，屎定硬，乃可攻之[2]。

同第251条相近　小 承气汤[1]

乃可攻之，宜大承气汤

但是，1、2之处有区别。

第208、209、251条在大承气汤部分已经解说过了。

第213条　阳明病，其人多汗，以津液外出，胃中燥，大便必
　　　　　硬，硬则谵语，小承气汤主之。若一服谵语止者，
　　　　　更莫复服。

阳明病，因胃热发汗多，津液失，胃中燥热，而成白虎汤或白
虎加人参汤证，但若胃肠燥的程度在此之上，则大便变硬。

第219条及辨发汗吐下后病脉证并治第二十二第255条，白虎汤
证有谵语。胃热亢进到一定程度，即使大便不硬也会有谵语。

此条文中，津液损失过多，因此胃热亢进，大便硬、有谵语。
投与小承气汤一服，若胃热程度减轻，不可继续服用。

第214条　阳明病，谵语，发潮热，脉滑而疾者，小承气汤主
　　　　　之。因与承气汤一升，腹中转气者，更服一升。若
　　　　　不转气者，勿更与之。明日又不大便，脉反微涩者，

里虚也，为难治，不可更与承气汤也。

* 《注解伤寒论》：转气者→转屎气者

　　阳明病而谵语、潮热，有燥屎者，为大承气汤之适应证。阳明病，有发热、脉浮滑数者，投与白虎汤（有谵语者亦可）。在《伤寒论》《金匮要略》中，疾脉仅出现于 2 处，除此条文，还有"浮之实，如麻豆，按之益燥疾毒，心死脏"，表示比数脉还要快。

　　有燥屎的大承气汤证，脉呈实、弦、迟等特点，这是燥屎阻碍气机运行的表现。若气机运行继续受阻，脉变涩而成死证（第 212 条）。

　　同样是大承气汤证，有宿食者，脉象则呈现滑、紧等。

　　这里的第 214 条为虽有谵语、潮热，脉滑疾（数），但还未形成燥屎的状态，与小承气汤一升，有腹鸣或放屁者，则大便硬（不是燥屎），更与一升；若腹中屎气不动者，大便尚未变硬，所以不能继续追加一升，假若追加，恐成下利。翌日大便依旧不出，脉反而微涩者，为里虚，治疗困难，不可更与小承气汤。

燥屎、大便硬、宿食等含水量的比较

	含水量	脉
·燥屎	（－）	实、弦（涩）
·大便 硬	（＋）	滑
·大便 正常	（＋＋）	滑
·宿食	（＋＋＋）	滑、紧（涩）
·似痰非痰	（＋＋＋＋）	滑

　　第 250 条　　太阳病，若吐，若下，若发汗后，微烦，小便数，大便因硬者，与小承气汤，和之愈。

行吐法或下法或发汗后，外失津液，若更有小便频数者，胃津丧失更多。胃津不足则胃蕴热，热升于胸则有微烦。胃热移至小肠后，小便频数益甚。

另外，因胃津脱失，大肠津液亦枯，所以大便硬。此时不用大承气汤攻下，而是与小承气汤，少清胃热，使津液恢复。

因为是津虚、阴虚而出的一种虚热转化成的实热，所以说用"和"法。大承气汤的"急下存阴法"也是对于阴虚内热之虚热转化为实热的处理。

<参考>

第247条　趺阳脉浮而涩，浮则胃气强，涩则小便数。浮涩相搏，大便则硬，其脾为约，麻子仁丸主之。

第374条　下利谵语者，有燥屎也，宜小承气汤。

第374条明确有"燥屎"存在且"下利"，是热结旁流证。

在不能确定燥屎是否存在的情况下，如第209条"少与小承气汤"，如果"转失气"的话，则可确定"燥屎"的存在，可用大承气汤攻下。

这里用小承气汤处理有燥屎存在的情况，并不适当，我认为第374条的小承气汤应该改为大承气汤。

<参考>

第209条　……若不大便六七日，恐有燥屎，欲知之法，少与小承气汤，汤入腹中，转失气者，此有燥屎也，乃可攻之。……

第251条　……若不大便六七日，小便少者，虽不受食，但初头硬，后必溏，未定成硬，攻之必溏，须小便利，屎定硬，乃可攻之，宜大承气汤。

第 321 条　少阴病，自利清水，色纯青，心下必痛，口干燥者，可下之，宜大承气汤。

<参考>

燥屎出现前的"不大便六七日"的时间段是必要的，燥屎出现后变成热结旁流，所以下利。

大承气汤的下利有 2 种。

①热结旁流……水样便

②欲自主排出宿食而引起的下利

《金匮要略·呕吐哕下利病脉证治第十七》

第 48 条《千金翼》小承气汤：治大便不通，哕，数谵语。

胃有热，腑气不通、大便不出，腹中之气被冲上膈而呃逆，谵语者，宜用小承气汤。

（四）厚朴三物汤

《金匮要略·腹满寒疝宿食病脉证治第十》

第 11 条　痛而闭者，厚朴三物汤主之。

> 厚朴八两　大黄四两　枳实五枚
>
> 上三味，以水一斗二升，先煮二味，取五升，内大黄，煮取三升，温服一升。以利为度。

小承气汤（大黄四两，厚朴二两，枳实三枚）

厚朴三物汤（厚朴八两，大黄四两，枳实五枚）

本方大黄的量和小承气汤相同，但厚朴和枳实的量多，和大承气汤相同。大肠中有硬便存在（但不是燥屎），因此小肠和大肠的气无法下降而生腹痛。对于这样的病证，厚朴三物汤可主之。相较小承气汤，肠的气滞程度更强。

（五）厚朴大黄汤

《金匮要略·痰饮咳嗽病脉证并治第十二》

第 26 条　支饮胸满者，厚朴大黄汤主之。

厚朴一尺　大黄六两　枳实四枚

上三味，以水五升，煮取二升，分温再服。

厚朴一尺……$\begin{cases} 长 23cm，厚 0.2cm，宽 6cm \\ 30g≈2 两 \end{cases}$

<参考>支饮"咳逆倚息，短气不得卧，其形如肿，谓之支饮"（第 2 条）

"膈间支饮……木防己汤主之"（第 24 条）

胸、膈、心下有饮存在，胸中最重。若胸中有更加黏腻的痰存在的话，就是大陷胸汤证，而这里的厚朴大黄汤证之饮是更加稀薄的水样物质，使用的大黄六两、枳实四枚比小承气汤用量更多，可以降胸、膈、心下之气，散胸中之饮。

（六）厚朴七物汤

《金匮要略·腹满寒疝宿食病脉证治第十》

第9条　病腹满，发热十日，脉浮而数，饮食如故，厚朴七物汤主之。

厚朴半斤　甘草三两　大黄二两　大枣十枚　枳实五枚
桂枝二两　生姜五两

上七味，以水一斗，煮取四升，温服八合，日三服。

因为发热后过了十日，虽然很可能是阳明病，但是脉浮数。作为太阳中风、邪在肌卫的桂枝汤证的变化之一，有太阴病的桂枝加芍药汤、桂枝汤证。虽然是太阴病，脉浮者"宜桂枝汤"，脉弱者则是桂枝加芍药汤。但是，本条文中，发热天数多达十日，且没有饮食问题，可以排除阴病。太阳中风、邪在肌卫的风邪有一部分停留在外肌，有一部分化热内陷于阳明胃（脉浮：表证，脉数：里热），不仅腹满，很有可能也存在大便硬。桂枝汤去芍药解决表邪，厚朴八两、大黄二两、枳实五枚解决胃热和腹痛。

（七）麻子仁丸

《伤寒论》

第247条　趺阳脉浮而涩，浮则胃气强，涩则小便数。浮涩相
　　　　　搏，大便则硬，其脾为约，麻子仁丸主之。

　　　　　方　麻子仁二升　芍药半斤　枳实半斤，炙　大黄一斤，
　　　　　去皮　厚朴一尺，炙，去皮　杏仁一升，去皮尖，熬，别作脂
　　　　　上六味，蜜和丸如梧桐子大。饮服十丸，日三服，
　　　　　渐加，以知为度。

　　＜参考＞梧桐子大

　　短形　2.0mm　长形　2.5～2.7mm

　　麻子仁丸：一丸0.3g　十丸3.0g

　　＜参考＞

第179条　问曰，病有太阳阳明……太阳阳明者，脾约是
　　　　　也。……

第250条　太阳病，若吐，若下，若发汗后，微烦，小便数，
　　　　　大便因硬者，与小承气汤，和之愈。

第245条　脉阳微而汗出少者，为自和也。汗出多者，为太过，
　　　　　阳脉实，因发其汗出多者，亦为太过。太过者，为
　　　　　阳绝于里，亡津液，大便因硬也。

第246条　脉浮而芤，浮为阳，芤为阴。浮芤相搏，胃气生热，
　　　　　其阳则绝。

　　绝：到达极限，穷尽。

《黄帝·厥论篇第四十五》
"脾主为胃行其津液者也"

有第 247 条为后人的窜入一说。

第 247 条为第 245 条、第 246 条脉证和胃热伤津条文的承接。

趺阳脉的"浮"表现了胃热，"涩"说明由于小便数而导致津液不足（胃热伤津）。一般来说，有胃热存在的话，会导致胃的守胃气作用失调，胃气向上、向外过剩（比如，向上：烦，向外：发热、汗出）。但是，在这里第 247 条的胃气不守不是向上、向外，而是沿着胃→小肠→膀胱的方向。因此胃津向尿的转化排泄过多，胃越来越干，又因为胃津不往胃→小肠→大肠的方向，大肠也干，"则大便硬"。小肠的第 1 分别作用为分清浊，第 2 分别作用为分大小便。胃热伤津导致小肠的第 2 分别作用失调，胃津不布大肠，只去膀胱，所以"小便数"（第 247 条、第 250 条）。如果向大肠方向的话，则"下利"（第 310 条、319 条）。

第 247 条和第 250 条病理相近，但麻子仁丸 1 次使用量极少，约 3.0g，小承气汤 1 次使用大黄二两（约 30g）、厚朴一两（约 15g）、枳实一枚半（约 20g）。

麻子仁丸证的胃热程度低，以伤津为主。而小承气汤证以胃热为主，伤津是其结果，这就是两者的差别。

胃气强，其脾为约

胃受纳饮食，与小肠协作分清泌浊，"清"作为胃气向全身供给。剩余的胃气被送往胃→脾→肌，并蓄于脾和肌，在有需要时，可以以胃气的形式再利用。

麻子仁丸证中，在胃津不足之上，更有津液以尿排出。但是，因为脾被制约，脾、肌里储积的胃气（气津）的供给变得不足，胃无法润养。

即是胃、脾、肌三者之间胃气的积蓄和相互供给的关系无法维系，近似于轻微的脏结状态。伴随胃津随着尿液流失，脾肌无法供养气津，最后大肠干枯，大便变硬。

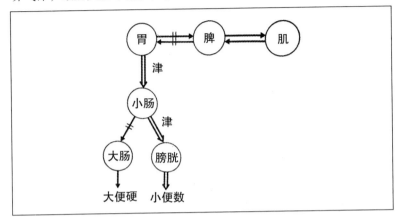

<参考>

第 310 条　少阴病，下利，咽痛，胸满，心烦，猪肤汤主之。

第 319 条　少阴病，下利六七日，咳而呕，渴，心烦，不得眠者，猪苓汤主之。

处方中的大黄、枳实、厚朴（少量的小承气汤）可以稍清胃热，大黄、枳实、厚朴、芍药、杏仁将胃津往大肠的方向引导而润养大肠，更有麻子仁、杏仁的油分可以润肠。

与汤液相比，麻子仁丸可以用少量的丸药将流失到膀胱的胃津引导至大肠，其主要目的是润肠。

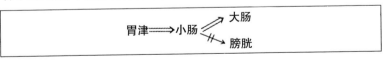

（八）大黄甘草汤

《金匮要略·呕吐哕下利病脉证治第十七》

第 17 条　食已即吐者，大黄甘草汤主之。（外台方又治吐水）

大黄四两　甘草一两

上二味，以水三升，煮取一升，分温再服。

肠的传导作用失调，则脾气不通，胃气上逆而呕吐。但是，既无腹满，也无燥屎、宿食、似痰非痰，所以没有必要用枳实、厚朴、芒硝。用一味大黄可使腑气得通，再用甘草可守住胃气。

二、活血剂、祛瘀血剂

（一）总论

血循行全身，根据各脏腑、器官、组织所需，其供给量也各不相同。血的运行和分配与心、肺、肝、胆、膈密切相关。

血的运行过程中，直接参与的血中的狭义之气和与血脉并走的脉外之气很重要。血的运行因为某些原因变得迟缓、不运行，或者血从血脉逸脱、变质，形成了病理产物，这就称为血瘀、瘀血、干血。

以下将对使用的主要处方进行解说。

《伤寒论》《金匮要略》中主要的祛瘀血剂、活血剂

温经汤	吴茱萸　当归　川芎　芍药　人参　桂枝　阿胶　生姜　丹皮 甘草　半夏　麦门冬
枳实芍药散	枳实　芍药
芎归胶艾汤	川芎　阿胶　甘草　艾叶　当归　芍药　地黄
桂枝茯苓丸	桂枝　茯苓　丹皮　桃仁　芍药
下瘀血汤	大黄　桃仁　䗪虫
大黄甘遂汤	大黄　甘遂　阿胶
大黄䗪虫丸	大黄　黄芩　甘草　桃仁　杏仁　芍药　地黄　干漆　虻虫　水蛭　蛴螬　䗪虫
大黄牡丹汤	大黄　牡丹　桃仁　瓜子　芒硝
抵当汤	水蛭　虻虫　桃仁　大黄
抵当丸	水蛭　虻虫　桃仁　大黄
桃核承气汤	桃仁　桂枝　大黄　芒硝　甘草

当归散	当归 黄芩 芍药 川芎 白术
当归芍药散	当归 芍药 川芎 茯苓 白术 泽泻
土瓜根散	土瓜根 芍药 桂枝 蟅虫
矾石丸	矾石 杏仁

《伤寒论》《金匮要略》中主要使用的活血化瘀药如下：当归、川芎、芍药、牡丹皮、桃仁、土瓜根、红蓝花（红花）、大黄、芒硝、蟅虫、水蛭、虻虫、蛴螬（金龟甲的幼虫）。

经方以外常用的活血化瘀药

生药名	性味	作用
延胡索	辛苦温	活血行气止痛
郁金	辛苦寒	行气破瘀 清心解郁 凉血止血 利胆退黄
姜黄	苦辛温	破血行气 消积止痛
三棱	苦平	破血行气 消积止痛
莪术	苦辛温	行气破血 消积止痛
苏木	甘咸辛平	活血祛瘀 消肿止痛
丹参	苦微寒	活血祛瘀 凉血消肿 清心除烦
益母草	辛微苦微寒	活血祛瘀 利水消肿
牛膝	苦酸平	活血祛瘀 舒筋利痹 补肝肾 强筋骨 利水通淋 引血下行
鸡血藤	苦微甘温	活血补血 舒筋通络
番红花	甘寒	活血通经 化瘀
乳香	辛苦温	活血止痛 消肿生肌 伸筋活络
没药	苦辛平	散瘀止痛 消肿生肌
田三七	甘微苦温	散瘀止血 消肿定痛

（《临床中药学》神户中医学研究会）

血的运行和生药

血从心到络，从络到肝，从肝到心不断循行。脉外之气并走于血脉的外侧，帮助血的运行。（见图8）

血：心→络→肝→心

气：脉外之气──────→

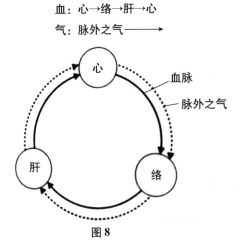

图8

以下将对常用生药按照心→络（行）、络→肝→心（归）划分，另外也将对改善血质（黏度的变化）的生药进行说明。

	心→络（行）	络→肝→心（归）	改善血质
血分	当归 川芎 丹皮	芍药 大黄	桃仁 土瓜根 芒硝 虫类药
脉外之气	桂枝 吴茱萸 细辛	枳实 大黄	
桂枝茯苓丸	桂枝 丹皮	芍药	桃仁
当归芍药散	当归 川芎	芍药	
大黄丹皮汤	丹皮	大黄	桃仁 芒硝
桃桂承气汤	桂枝	大黄	桃仁 芒硝
抵当汤		大黄	桃仁 水蛭 虻虫
下瘀血汤		大黄	桃仁 䗪虫
大黄䗪虫丸		芍药 大黄	桃仁 虫类

1. 虫类药

水蛭

《本经》：味咸，平。主逐恶血、瘀血、闭经、破血瘕、积聚、无子、利水道。

《名医别录》：味苦，微寒，有毒，主堕胎。

处方：抵当汤、丸，大黄䗪虫丸。

虻虫（木虻、蜚虻）

＜木虻＞

《本经》：味苦，平。主目赤痛、眦伤泪出、瘀血、血闭、寒热、酸惭、无子。

《名医别录》：有毒。

＜蜚虻＞

《本经》：味苦，微寒。主逐瘀血、破下血积、坚癖、癥瘕、寒热、通利血脉及九窍。

《名医别录》：有毒。主女子月水不通、积聚、除贼血在胸腹五脏者，及喉痹结塞。

处方：抵当汤、丸，大黄䗪虫丸。

䗪虫

《本经》：味咸，寒。主心腹寒热洗洗、血积癥瘕、破坚、下血闭、生子大良。

《名医别录》：有毒。

处方：抵当汤、丸，大黄䗪虫丸。

蛴螬

《本经》：味咸，微温。主恶血、血瘀痹气、破折血在肋下坚满痛、闭经、目中淫肤、青翳白膜。

《名医别录》：微寒，有毒。疗吐血在胸腹不去、乃破骨踒折、血结、金疮内塞、产后中寒、下乳汁。

处方：大黄蟅虫丸。

2. 瘀血、血瘀、干血

广义的瘀血可严密地分为以下两类：

①血流恶化者……血瘀

②血的性状变化、或从血脉逸脱者

1）瘀血

2）干血：瘀血进一步发生性状变化，干结成硬块者。

瘀血的治疗分类

①不会对血的性状产生质的改变，主要解决络的不通

麻黄、黄芪、桂枝、乌头、附子、当归、川芎、芍药、丹皮、枳实。

②对血的性状产生质的改变

1）轻度　桃仁

　　　　　丹皮、芍药、桂枝

2）中度　桃仁、芒硝

　　　　　丹皮、桂枝、大黄

3）重度　桃仁、虫类药（水蛭、虻虫、蟅虫等）

　　　　　大黄

（二）桃核承气汤

《伤寒论》

第 106 条　太阳病不解，热结膀胱，其人如狂，血自下，下者
愈。其外不解者，尚未可攻，当先解其外。外解已，
但少腹急结者，乃可攻之，宜桃核承气汤。

方　桃仁五十个，去皮尖　大黄四两　桂枝二两，去皮
甘草二两，炙　芒硝二两

上五味，以水七升，煮取二升半，去滓，内芒硝，更上
火微沸，下火。先食温服五合，日三服，当微利。

虽有"热结膀胱"，血下者，不投与处方也可治愈。但是，即便
"外解"，"热结膀胱"仍有残余，"如狂""少腹急结"，血不能自下
者，宜以桃核承气汤攻之。

1. 热结膀胱

所谓"热结膀胱"，和"热入血室"相同，都是邪存在于别处，
只有热传入"膀胱"或"血室"。

可参考第 136 条、143 条、144 条、145 条、216 条以及《金匮要
略·妇人产后病脉证治第二十一》第 7 条"宜大承气汤主之"条文，
《金匮要略·妇人杂病脉证并治第二十二》第 13 条"大黄甘遂汤主
之"条文。

```
⎧ 膈、邪 →血室（热）      热入血室
⎨
⎩ 血室、邪 →膀胱（热）    热结膀胱
```

2. 传变

太阳病不解，传变入内而发生"热结膀胱""如狂""少腹急

结"。《伤寒论》中，呈现"如狂""发狂""如见鬼状"，常常是因为血室中有热（第106条、124条、125条、145条）。

表邪从太阳传变入内，邪和热通往血室、膀胱的路径一般为以下3种。

①皮
肌 }→膈→血室→膀胱

②皮—胸
肌 → 心下→小肠→膀胱→血室

③皮→逆行于后通卫气的路径→膀胱→血室

②的情况下，邪传变入小肠，只有热传入膀胱。此时，因为邪在小肠，应该会有腹痛和下利等症状发生。

③的情况下，传变路径和麻黄附子细辛汤相同。因为肾阴不足引起的肾虚热，肾的气化作用变差而后通卫气减少的过程中，虽然寒邪直中而化热，此时也只会发展为邪在膀胱、热入血室，不会出现热结膀胱。

因此，②和③的路径都可以否定，传变路径为①。皮部或肌部的邪化热，传入胸或者心下，再从膈至血室。然后在血室中发生正邪斗争，血室中产生热，热传入膀胱，形成"热结膀胱"。（见图9）

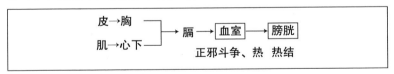

皮→胸
肌→心下 }→膈→ [血室] → [膀胱]
正邪斗争、热　热结

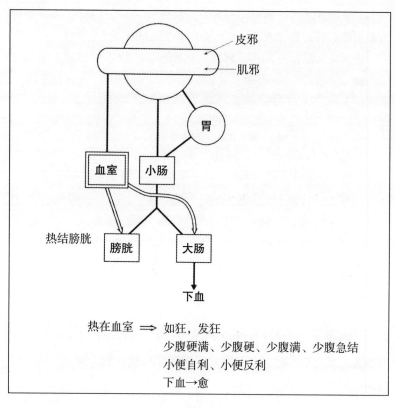

图9

3. 如狂

血室中有热存在的话，容易表现为"如狂""发狂""喜忘"
"如见鬼状者"。热和瘀，或者阴阳失调影响到心、心包，则会发生
精神异常。

血室中有热，则血室中储存的血带热，以血室→肝→心、心包的顺序不断传递热，心、心包也带热，因此而成"发狂"。

同样的，血室的热也可引起谵语。除血室以外，胃热也可引起"谵语"（例如大承气汤证）。（见图10）

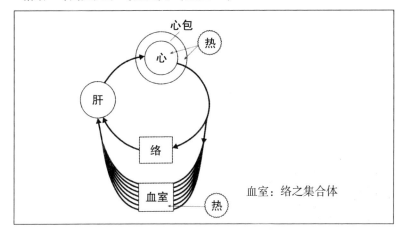

图10

4. 血自下，下者愈

《伤寒论》中有衄和下血后病愈的记载。比如肌肉中有郁热时，第47条中因衄则可愈。同样，下焦、血室的邪和热也可随血下而愈。

血的排出路径可能有以下3种。

①血室　→大肠　→血
②血室　→膀胱　→血
③血室　→子宫　→血

第145条"妇人伤寒，发热，经水适来，……此为热入血室。……必自愈。"为第③种模式，可以说是妇人的特殊体质。

那么，桃核承气汤的"血自下，下者愈"是从哪里下血呢？

血室中有邪和热存在，只有热传入膀胱，变成"热结膀胱"。然后，血室中的邪和热发生了"血自下，下者愈"。如前述，这里的下血有 3 种可能性（大肠、膀胱、子宫），但我们看一下桃核承气汤的处方内容，本方中包含了调胃承气汤，其治疗转机很有可能是邪和热从血室传到大肠，从而排出。

因此，"血自下，下者愈"为邪和热由血室传到大肠排出而自然治愈。另外，由于女性的特殊性，下血也有可能是血室→子宫的路径。

桃核承气汤与调胃承气汤

桃核承气汤中虽然包含了调胃承气汤的内容，但两者所用药物的用量有差异。

	桃核承气汤	调胃承气汤
	大黄　四两 甘草　二两炙 芒硝　二两	大黄　四两 甘草　二两炙 芒硝　半升≈150g
	七升→二升半→1 次五合日三服	顿服
1 日量	大黄　4×1.5/2.5 = 2.4 两 甘草　2×1.5/2.5 = 1.2 两 芒硝　2×1.5/2.5 = 1.2 两	大黄四两 甘草二两 芒硝半升
1 次量	大黄　2.4×1/3 = 0.8 两 甘草　1.2×1/3 = 0.4 两 芒硝　1.2×1/3 = 0.4 两（~6g）	大黄四两 甘草二两 芒硝半升（约150g）

比较一下两张方子的 1 次量，桃核承气汤是调胃承气汤大黄用量的 1/5，甘草的 1/5，芒硝约 1/25；比较 1 日量，大黄为 3/5，甘草为 3/5，芒硝为 3/25，桃核承气汤将较少用量分 3 次服用，而调胃承气汤是大量顿服。

差别在于，桃核承气汤是作用于血室中变质的血，1 次不能完全将其去除，故分 3 次服用，而与之相对，调胃承气汤作用于小肠内清浊分别前的"似痰非痰",为了一下子将其荡涤,故大量顿服。从两方服用方法的差别可以看出作用对象、病理产物性质以及所在位置的区别。(见图11)

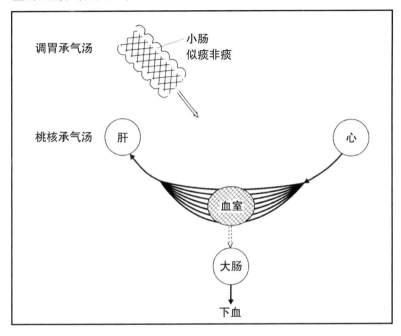

图11

桃核承气汤的1日服用量中,使用了约1/8调胃承气汤芒硝的量和50个桃仁(约20g),二者可作用于受热变质而难以流动的血室中的瘀血,使其恢复易于流动的状态。桃仁、芒硝主要可引起瘀血之质的变化(黏稠→流利),桂枝可推进血的流动,大黄可促进血的还流。

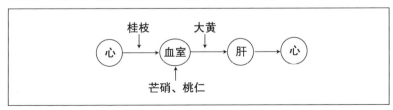

抵当丸、下瘀血汤、大黄甘遂汤、大黄牡丹汤也是同样，药物投与后，启动自愈机制从而下血。下血发生在大肠，女性的话再加上子宫。也就是说，从广义的血室中排出瘀血的路径主要有 2 个，服用处方后，瘀血发生变化，变化后的血从骨盆腔内的静脉丛（血室）通过肠和子宫络排出。

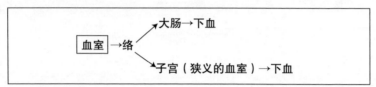

另外大黄、芒硝对于从肠排出瘀血这一过程也有效，可以将血室的瘀血通过肠络从肠管排出。

从子宫出血为女性的特殊性。

西方医学的骨盆腔内静脉丛（《日本人体解剖学》改订 19 版·南山堂）

内肠骨动脉→ 骨盆腔内静脉丛 →内肠骨静脉

我们认为内肠骨动脉和内肠骨静脉之间的静脉丛即是广义的"血室"。通过活血化瘀剂使用后大便下血而治愈的记载，我们推测广义的血室不仅包含骨盆腔内，很有可能也包含肠间膜静脉丛。

桃核（桃仁）

《本经》：味苦，平。主瘀血，血闭瘕邪气，杀小虫。

《别录》：味甘，无毒。主止咳逆上气，消心下坚，除卒暴击血，破癥瘕，通经，止痛。

参考杏仁（杏核）

《本经》：味甘，温。主咳逆上气，雷鸣，喉痹，下气，产乳，金疮，寒心，奔豚。

《别录》：味苦，冷利，有毒。主惊痫，心下烦热，风气来去，时行头痛，解肌，消心下急，杀狗毒。

（二）抵当汤

《伤寒论》

第 124 条　太阳病六七日，表证仍在，脉微而沉，反不结胸。
　　　　　　其人发狂者，以热在下焦，少腹当硬满，小便自利
　　　　　　者，下血乃愈。所以然者，以太阳随经，瘀热在里
　　　　　　故也。抵当汤主之。
　　　　　　方　水蛭三十个，熬　虻虫三十个，去翅足，熬　桃仁二十
　　　　　　个，去皮尖　大黄三两，酒洗
　　　　　　上四味，以水五升，煮取三升，去滓，温服一升，
　　　　　　不下更服。

第 125 条　太阳病，身黄，脉沉结，少腹硬，小便不利者，为
　　　　　　无血也。小便自利，其人如狂者，血证谛也，抵当
　　　　　　汤主之。

第 237 条　阳明证，其人喜忘者，必有蓄血。所以然者，本有
　　　　　　久瘀血，故令喜忘。屎虽硬，大便反易，其色必黑
　　　　　　者，宜抵当汤下之。

第 257 条　病人无表里证，发热七八日，虽脉浮数者，可下之。
　　　　　　假令已下，脉数不解，合热则消谷喜饥，至六七日，
　　　　　　不大便者，有瘀血，宜抵当汤。

第 258 条　若脉数不解，而下不止，必协热便脓血也。

《金匮要略·妇人杂病脉证并治第二十二》

第 14 条　妇人经水不利下，抵当汤主之。（亦治男子膀胱满
　　　　　急，有瘀血者）

第 124 条　太阳病六七日，表证仍在，脉微而沉，反不结胸。
　　　　　其人发狂者，以热在下焦，少腹当硬满，小便自利
　　　　　者，下血乃愈。所以然者，以太阳随经，瘀热在里
　　　　　故也。抵当汤主之。

此条与第 106 条"太阳病不解，热结膀胱……其外不解者，尚
未可攻，当先解其外。外解已，但少腹急结者，乃可攻之，宜桃核
承气汤"相近。

太阳病虽然经过六七日，然而表证仍在者，不得使用抵当汤。
但是，表证消失，脉微而细者，为结胸证或抵当汤证。此条文中，
因为有"发狂""少腹当硬满""小便自利"的症状，可知是"热在
下焦"，因此，用抵当汤下血则愈。

1. 脉微而沉

《金匮要略·痰饮咳嗽病脉证并治第十二》

脉伏：留饮……甘遂半夏汤

《金匮要略·水气病脉证并治第十四》

脉沉伏，沉绝，沉小：水病

从上可看出，留饮、水气病之脉呈沉伏。这是因为"留饮"和
"水"阻碍了气的流动，同样"瘀血"也是阻碍了气的流动而使脉
呈沉伏之象。所以，本条的"微"并不是"微脉"的意思，解释为
"伏"更好。

2. 太阳随经

经：①道，道路

②经络之经

虽然有①和②2个解释，但是《伤寒论》中基本没有作为"经络"的解释，所以理解为①。

热从太阳（皮、肌）传入膈、血室的意思。

$$\left.\begin{array}{l} 皮 \rightarrow 上膈 \\ 肌 \rightarrow 下膈 \end{array}\right\} 血室$$

第125条　太阳病，身黄，脉沉结，少腹硬，小便不利者，为无血也。小便自利，其人如狂者，血证谛也，抵当汤主之。

由于"瘀热在里"，而成"身黄"者，除了抵当汤之外，还有第236条"此为瘀热在里，身必发黄，茵陈蒿汤主之"，第262条"伤寒瘀热在里，身必黄，麻黄连翘赤小豆汤主之"。抵当汤证是由瘀血引起，其他两条是由于湿热所致。

"脉沉结"与第124条"脉微而沉"相近，另外与前述的水气篇中"沉绝"亦相近。实证的"结脉"在《伤寒论》中出现在病理产物阻碍了气血运行之时。

第237条　阳明证，其人喜忘者，必有蓄血。所以然者，本有久瘀血，故令喜忘。屎虽硬，大便反易，其色必黑者，宜抵当汤下之。

喜忘：和"狂""如狂"的病理机制相同。

原本就有旧的瘀血者，阳明病而发热的话，热入下焦，与以前的瘀血相互影响，就会变得善忘。

第 257 条　病人无表里证，发热七八日，虽脉浮数者，可下之。
　　　　　　假令已下，脉数不解，合热则消谷喜饥，至六七日，
　　　　　　不大便者，有瘀血，宜抵当汤。

3. 关于"病人无表里证……可下之"

　　如果解释为既无表证也无里证，并不会得出"可下之"的结论。因此，解释成无表、无里的半表半里证更为妥当。因为半表半里证的病势欲向里发展，发热持续七八日时，脉即变浮数，也应当用比如说大柴胡汤下之。

　　假如大柴胡汤下之后脉数不解，这是因为热已入阳明胃之故。阳明胃热，所以"消谷喜饥"。

　　此后经过六七日，大便不出而有腹满、谵语等症状，则是承气汤证。而若是热已从少阳入血室，大便六七日不出者，则是因为瘀血和热相结，宜用抵当汤。

第 258 条　若脉数不解，而下不止，必协热便脓血也。

　　下之后脉数不解，下利不止者，是因为热入肠之血分而败血，所以排脓血。

参考
第 251 条 "得病二三日，脉弱，无太阳柴胡证，……"

《金匮要略·妇人杂病脉证并治第二十二》
第 14 条　妇人经水不利下，抵当汤主之。（亦治男子膀胱满急，
　　　　　有瘀血者）
这是抵当汤用于杂病的治疗。

补充

第 125 条、237 条、257 条中，如"太阳病……""阳明病……""病人无表里证发热七八日……"这样的条文虽是急性疾病，但第 237 条清楚地有"本有久瘀血"、第 125 条"血证谛也"、第 257 条"有瘀血"，因此，可以认为抵当汤证是原本久有瘀血者患急性疾病之证。

思考一下这些条文中的第 124 条，太阳病前原本就有瘀血存在，因为有热，原来的瘀血造成了更加危急的状态而成抵当汤证，可以认为和第 237 条的抵当汤证相近。

《金匮要略·妇人杂病脉证并治》中以抵当汤治疗"经水不利"（月经不调）的杂病，可以认为瘀血已严重到有必要使用虫类药的程度。

4. 桃核承气汤和抵当汤

桃核承气汤和抵当汤的条文相近。二者都有"太阳病不解……其外不解者……""太阳病六七日，表证仍在……"这样的一种急性疾患，一方使用芒硝，一方使用了水蛭、虻虫等虫类药。

处方

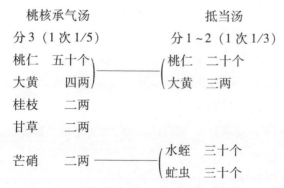

桃核承气汤	抵当汤
分 3（1 次 1/5）	分 1~2（1 次 1/3）
桃仁　五十个	桃仁　二十个
大黄　四两	大黄　三两
桂枝　二两	
甘草　二两	
芒硝　二两	水蛭　三十个
	虻虫　三十个

症状

太阳病不解	太阳病六七日
其外不解者	表证仍在
热结膀胱	热在下焦
其人如狂	其人发狂者
血自下者愈	下血乃愈
少腹急结者	少腹当硬满

让我们来看一下症状的这一点区别，一方为"少腹急结"，一方为"少腹当硬满"，桃核承气汤为下焦血室急剧性生热，血室中的血也随之急速变质，变得难以流动。

另一方面，抵当汤证为发病前就有瘀血存在，血室中的热作用于原本存在的瘀血，使其继续变质，变得更加黏稠，大黄、芒硝已经无法祛除瘀血，虻虫、水蛭为虫类药，可以使变得黏稠的瘀血溶开，使其容易去除，然后大黄就可以将溶开的瘀血从大便排出。虻虫、水蛭可以比䗪虫更好地处理急性瘀血。

根据病机的差异，桃核承气汤使用桃仁五十个（抵当汤为二十个）和芒硝二两，并有桂枝二两。

两汤都可处理急性疾患中血室之热引起瘀血的病证，而比起抵当汤，桃核承气汤可以更好地处理出现急剧但黏稠度低的瘀血。

另外，从"如狂"和"发狂者"的差异可以看出抵当汤证血室之热的程度更大（但是抵当汤证也有"如狂"）。

（四）抵当丸

《伤寒论》

第 126 条　伤寒有热，少腹满，应小便不利，今反利者，为有
血也，当下之，不可余药，宜抵当丸。

方　水蛭二十个，熬　虻虫二十个，去翅足，熬　桃仁二十
五个，去皮尖　大黄三两

上四味，杵分四丸。以水一升，煮一丸，取七合服
之。晬时，当下血。若不下者，更服。

　　伤寒有热，少腹满者，小便自利的话，有瘀血。但是，没有如
抵当汤证的"狂""如狂""喜忘"，而且少腹不"硬"，只有
"满"，所以病状比抵当汤证轻。因此，不用投与抵当汤等，而是宜
用抵当丸。

（五）大黄䗪虫丸

《金匮要略·血痹虚劳病脉证并治第六》

第 20 条　五劳虚极，羸瘦腹满，不能饮食，食伤，忧伤，饮伤，房室伤，饥伤，劳伤，经络荣卫气伤，内有干血，肌肤甲错哦，两目黯黑，缓中补虚，大黄䗪虫丸主之。

大黄十分，蒸　黄芩二两　甘草三两　桃仁一升　杏仁一升　芍药四两　干地黄十两　干漆一两　虻虫一升　水蛭百枚　蛴螬一升　䗪虫半升

上十二味，末之，炼蜜和丸小豆大，酒饮服五丸，日三服。

大黄十分＝六十铢＝二两半

六铢：一分

二十四铢：一两

五劳
《素问·宣明五气篇》《灵枢·九针论》
久视伤血，久卧伤气，久坐伤肉，久立伤骨，久行伤筋
他说
《千金》《诸病源候论》
志劳，思劳，心劳，忧劳，疲劳
证治要论（《中医基本用语辞典》东洋学术出版社）
肺劳，肝劳，心劳，脾劳，肾劳

七伤

食伤，忧伤，饮伤，房室伤，饥伤，劳伤，经络营卫气伤

伤于五劳七伤，变得极度虚劳，慢性化后阻碍气血运行而生瘀血，后成干血（干枯成块的瘀血）。

干血阻碍气的运行，脾胃之气虚，而成腹满，不能饮食。干血的存在还使新血不生，皮肤和目得不到血的滋养，则皮肤甲错，两目变暗，肌肉得不到血的供给则变瘦。

关于缓中补虚

大黄䗪虫丸有缓行扶正（地黄、芍药、甘草）祛邪之效，干血亦徐徐消解，则气血可生，循行亦得恢复。而且，脾胃功能好转后，饮食自如、腹满消除，消瘦也可得治。

大黄䗪虫丸并非直接而是间接地恢复脾胃功能，称作"缓中补虚"。

以虫类药和杏仁、桃仁、干漆溶化干血，黄芩清热，大黄下之。以干地黄、芍药、甘草、蜜补气阴。

（六）桂枝茯苓丸

《金匮要略·妇人妊娠脉证并治第二十》

第2条　妇人素有癥病，经断未及三月，而得漏下不止，胎动在脐上者，为癥痼害。妊娠六月动者，前三月经水利时，胎也。下血者，后断三月衃也。所以血不止者，其癥不去故也，当下其癥，桂枝茯苓丸主之。

参考《医宗金鉴》

"经断有孕，名曰妊娠。妊娠下血，则为漏下。妇人素有癥痼之疾而育胎者，未及三月而得漏下，下血不止，胎动不安者，此为癥痼害之也；已及六月而得漏下，下血，胎动不安者，此亦癥痼害之也。然有血衃成块者，以前三月经虽断，血未盛，胎尚弱，未可下其癥痼也。后三月血成衃，胎已强，故主之桂枝茯苓丸，当下其癥痼也。此示人妊娠有病，当攻病之义也。此条文文义不纯，其中必有阙文，故存其理可也。"

　　一般认为此条文所述为癥病和妊娠的鉴别，这样的说法较多。感受到胎动的部位在脐上，这是判断为癥的根据之一。若是妊娠，胎动应当在脐下。

　　另有一说，认为此条文是描述素有癥病的妇人之妊娠（比如《医宗金鉴》）。因为条文有些不明确，两种说法都不好否定，但若是不伴有妊娠的癥病，那就不会使用像桂枝茯苓丸这样破血效果较弱的处方，而是使用破血效果更强的虫类药和软坚药等。因此，这是原本就有癥病的妇人妊娠，为防止癥病为害，且处方不能妨碍妊娠，而使用了破血效果较小的桂枝茯苓丸，这样解释则文意可通。

牡丹皮、桃仁、芍药：活血化瘀

牡丹皮　辛　行血

芍药　苦　归血

桃仁　改变瘀血之质（与虫类药类似）

桂皮（枝）：推进脉外之气，改善脉中之血流

茯苓：除血中之水，除络中之水，利血中之水

此5味中，桂枝、丹皮行血，芍药归血，桃仁改变血质，茯苓则可处理最终产生的水。

对于癥（肿块），所用的治疗方法有效的话，癥就会变软、缩小。也就是说，癥的一部分分解为"与血相近之物"和"水"，二者进入络中，最终被处理。

另外还有处理路径如下：

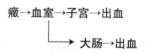

关于茯苓的补充

木防己汤中，用桂枝、石膏、木防己、人参处理"膈间支饮"，此方无效时，将石膏换成芒硝、茯苓。这是因为投与处方后，按照痰→饮→水（湿）的顺序，随着病理产物发生质的变化而进行处理，最后以茯苓处理最终产物"水"。

同样，投与桂枝茯苓丸后，癥缩小、软化，可以认为此时病理产物从癥→瘀血＋水，分解后，桂枝、丹皮、芍药、桃仁处理瘀血，茯苓处理水。

（七）枳实芍药散

《金匮要略·妇人产后病脉证治第二十一》

第 5 条　产后腹痛，烦满不得卧，枳实芍药散主之。

> 枳实烧令黑勿太过　芍药等分
>
> 上二味，杵为散，服方寸匕，日三服，并主痈脓，以麦粥
> 下之。

产后，气血郁滞而腹痛，腹满苦，不能仰卧者，枳实芍药散
主之。

关于烦满

有腹中烦满和胸中烦满两种说法，此处所述为产后气血郁滞引
起的腹部症状，当取腹中烦满之说。

枳实烧至黑方可使用，则可使血中之气能够循行。处方内容和
排脓散（枳实十六枚，芍药六分，桔梗二分）相近。经方中，两张
处方均是作用于血从络归至肝的方向，可治疗气血之滞和腹痛。（见
图 12）

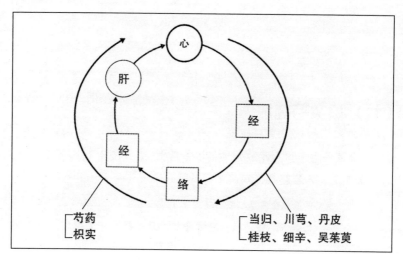

图 12

（八）下瘀血汤

《金匮要略·妇人产后病脉证治第二十一》

第6条　师曰，产妇腹痛，法当以枳实芍药散，假令不愈者，此为腹中有干血着脐下，宜下瘀血汤主之，亦主经水不利。

方　大黄二两　桃仁二十枚　䗪虫二十枚，熬，去足

上三味，末之，炼蜜和为四丸，以酒一升，煎一丸，取八合，顿服之，新血下如豚肝。

参考　妇人产后病脉证治第二十一第5条

"产后腹痛，烦满，不得卧，枳实芍药散主之。"

对于气血郁滞引起的产后腹痛，可以使用枳实芍药散。但是，投与枳实芍药散腹痛仍不愈者，就不仅有气血郁滞，下腹部还有干血，当以下瘀血汤主之，另外下瘀血汤对于经水不利也有效。

桃仁、䗪虫可以溶干血，再以大黄下之。酒可以将药引入血中。

（九）大黄甘遂汤

《金匮要略·妇人杂病脉证并治第二十二》

第13条　妇人少腹满，如敦状，小便微难而不渴，生后者，此
　　　　为水与血，俱结在血室也，大黄甘遂汤主之。

　　　　方　大黄四两　甘遂二两　阿胶二两

　　　　上三味，以水三升，煮取一升，顿服之，其血当下。

　　妇人的少腹胀满分为蓄水证和蓄血证，若小便自利则为蓄血证，
小便不利且口渴则为蓄水证。但是，此条文少腹胀满，鼓起如碗状，
小便略难，口不渴，由此可知是水和血结于血室。

　　甘遂逐水，大黄攻瘀，阿胶养产后之血，另外可以缓和甘遂、
大黄等峻剂。

（十）矾石丸

《金匮要略·妇人杂病脉证并治第二十二》

第15条　妇人经水闭不利，藏坚癖不止，中有干血，下白物，矾石丸主之。

方　矾石三分烧　杏仁一分

上二味，末之，炼蜜和丸枣核大，内藏中，剧者再内之。

妇人月经止而不来，触之下腹部有硬块者，这是因为内部有干血。因此，气机不利，津液变得湿浊，下白带，矾石丸插入腔内可治。

矾石的酸涩作用可治疗白带，加入杏仁是取其油分将矾石做成丸药。但是，腔内插入丸药虽有应急的止带效果，但并不能治疗腹腔内的干血，所以还需要投入其他的处方。

矾石（明矾）：酸、涩、寒。效能：①解毒医疮、收湿止痒；②涩肠止泻、收敛止血；③祛风痰；④清热退黄（《临床中药学》神户中医学研究会）。

《本经》（涅石）：味酸，寒，主寒热，泄利，白沃，阴蚀，恶疮，目痛，坚骨齿。

《别录》：无毒，除固热在骨髓，去鼻中息肉。

岐伯云"久服伤人骨"。

（十一）大黄牡丹汤

《金匮要略·疮痈肠痈浸淫病脉证并治第十八》

第4条　肠痈者，少腹肿痞，按之即痛，如淋，小便自调，时时发热，自汗出，复恶寒。其脉迟紧者，脓未成，可下之，当有血。脉洪数者，脓已成，不可下也，大黄牡丹汤主之。

方　大黄四两　牡丹一两　桃仁五十枚　瓜子半升　芒硝三合

上五味，以水六升，煮取一升，去滓，内芒硝，再煎沸，顿服之，有脓当下，如无脓当下血。

参考

调胃承气汤：大黄四两，甘草二两炙，芒硝半升

　　　　　　　顿服，或少少温服。

大陷胸汤：大黄六两，芒硝一升，甘遂一钱匕

　　　　　　分二服用

薏苡附子败酱散：薏苡仁十分，附子二分，败酱五分

　　　　　　　　　上三味，杵为末，取方寸匕，以水二升，煎减半，顿服。小便当下

　　　　　　　　　肠痈之为病，其身甲错，腹皮急，按之濡如肿状，腹无积聚，身无热，脉数，此为腹中有痈脓，薏苡附子败酱散主之。

《大汉和辞典》

时时：时不时，偶尔；当时，是时；经常，总是

时时刻刻：每时每刻，不停，不断

参考

《金匮要略·肺痿肺痈咳嗽上气病脉证治第七》

第 2 条　问曰，病咳逆，脉之，何以知此为肺痈。当有脓血，吐之则死，其脉何类。

师曰，寸口脉微而数，微则为风，数则为热，微则汗出，数则恶寒。风中于卫，呼气不入，热过于荣，吸而不出。风伤皮毛，热伤血肺，风舍于肺，其人则咳，口干喘满，咽燥不渴，时唾浊沫，时时振寒。热之所过，血为之凝滞，蓄结痈脓，吐如米粥。始萌可救，脓成则死。

此条文讲述了对于"脓未成"之肠痈的治疗。

一般的痈在初期时，赤硬而肿，有热而痛，这时还没有化脓，等到化脓后就会变软而更加肿。

肠痈也是

①初期时，肠中发生气滞血瘀，营血在肠中变成瘀血相结而产生。与之相应则正气被鼓舞与邪斗争，气（脉外之气）血（络中之血）在局部集中，过剩之气化为"热"和"水"，水和瘀血互结而变硬、肿。此时肠中赤硬变肿，有热而痛，所以在少腹成肿痞可触得（肿未成）。（但是因为生于肠中，不能确认"赤"和"有热"），病变还停留在局部。

②其后，脉外之气（正气）更加集中，热势变强，瘀血发生败血而化脓，影响到全身。

肠痈大致分为以上 2 个阶段。

1. 关于"其脉迟"

气血的分布时时与全身状况相应，并非均等而是有偏向地分布，脉中之血、脉中之气也是如此。比如激烈运动时，肉中的脉中之血和脉外之气提升至约 20 ~ 30 倍，心肺的气血约 5 倍，膈之下脏腑的气血则相对减少。

本条文中，膈以下的肠中有邪存在，一旦发生正邪斗争，脉中之血、脉外之气在局部集中，因此在膈以上的脏和外壳中分布就减少，所以呈现迟脉。（比如肠伤寒的初期，虽然发热，但是一般认为脉迟。）

病变由局部向全身发展，脉转数。

2. 关于"脉紧"

水、饮、痰、宿食、寒、痛、肠痈

以上为《伤寒论》《金匮要略》中呈紧脉的病证。

紧脉一般出现在由于邪的存在，气（血）不能流动这样的状态下。比如，寒邪外束（麻黄汤证、大青龙汤证），或者膈间有支饮、膈之升降失司的木防己汤证等。

肠痈初期也是"水"和"血"互结而生肿痞块，虽然气血集中于局部，但不能流动而不通，所以呈紧脉。另外，络血的不通成痛，这也是呈紧脉的原因。

3. 关于"自汗出""复恶寒"

气血集中于肠中的局部之处，则在外壳中的气血自然减少，随后皮气减少引起"恶寒"，腠理开而"自汗出"。

4. 关于"时时发热"

肠中的局部之处有热，热又会波及到局部之外，循行于此处的的血升温，再流动至全身，引起发热。（见图13）

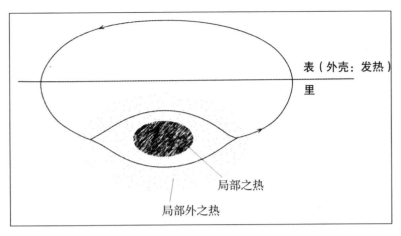

图 13

初期时里热未盛，因为病情尚不安定，虽然时时发热，但热有轻重。

大黄、芒硝可涤荡肠中瘀毒（水血互结之物），牡丹皮、桃仁以祛瘀活血，冬瓜子消痈，综合上述的药则有清热破瘀、散结消肿的效果。投与大黄牡丹汤顿服后，下血而后治愈。

"有脓当下"和条文的"脓已成，不可下也"相矛盾，我们认为"有脓当下"恐怕是后人的窜入。已经化脓后再行攻下，则有穿孔的可能。因此，化脓后大黄应减量，加入金银花、蒲公英、败酱草等比较好。

瓜子

白瓜子

《本经》味甘，平。主令人悦泽，好颜色，益气不饥。久服轻身耐老。

《别经》寒，无毒。主除烦满不乐，久服寒中。

白冬瓜

《别录》味甘，微寒。主除小腹水胀，利小便，止渴。

甘瓜子

《别录》主腹内结聚，破溃脓血，最为肠胃脾内壅要药。

（十二）土瓜根散

《金匮要略·妇人杂病脉证并治第二十二》

第10条　带下经水不利，少腹满痛，经一月再见者，土瓜根散
主之。

方　阴癫肿亦主之

土瓜根　芍药　桂枝　䗪虫各三两

上四味，杵为散，酒服方寸匕，日三服。

瘀血引起月经不调，而因为血室中有瘀血，则少腹满痛。

本方是使用虫类药的处方中，唯一没有桃仁的处方。

土瓜根、䗪虫以破瘀，桂枝、芍药可行脉外之气和脉中之血。

土瓜根（王瓜）

《本经》：味苦、寒。主消渴，内痹，瘀血，月闭，寒热，酸疼，
益气，愈聋。一名土瓜。

《别录》：无毒。疗诸邪气，热结，鼠瘘，散痈肿留血，妇人带
下不通，下乳汁，止小便数不禁，逐四肢骨节中水，治马骨刺入疮。

（十三）当归芍药散

《金匮要略·妇人妊娠病脉证并治第二十》
第5条　妇人怀娠腹中疠痛，当归芍药散主之。
　　　方　当归三两　芍药一斤　茯苓四两　白术四两　泽泻半
斤　芎䓖半斤，一作三两
　　　上六味，杵为散，取方寸匕，酒和，日三服。

《金匮要略·妇人杂病脉证并治第二十二》
第17条　妇人腹中诸疾痛，当归芍药散主之。

《大和汉字典》
疠　①疼，疼痛；②疝的俗字
疝　①腹痛，腹剧痛；②俗为疠，③或者作疼
（疠痛：绞痛，也有解释为绵绵作痛。）

当归芍药散中出现的条文有"妇人怀娠腹中疠痛""妇人腹中诸疾痛"，只有腹痛的记载。腹痛也有各种原因，仅凭这些是不可能对条文进行解释的。一般的中医书中，多数的见解是肝木乘脾土引起的腹痛，但这样的解释太不自然了。
下面说说不同的看法。
妇人在妊娠中为了养胎，或者因为每月月经出血，一般比男性更容易气血不足。气血不足的人容易发生腹痛。当然，也有妇人没有气血不足，那么即便妊娠，即便每月行经，也不会发生腹痛。

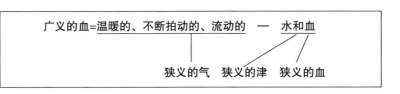

一般血虚的情况下，就是失去了广义的血的滋润作用，这个作用主要是由血中狭义的津所承担。

但是，也有其他病证是广义的血之中狭义的血、狭义的气减少，而相对狭义的水增加，这个时候因为血中的水增加，血中之气、血减少，就会变成身体里流动着不温暖的、狭义之血少而水多血稀的状况（与西方医学的贫血相近）。像这样质劣的广义之血，果然还是不能营养组织的，组织的络脉里流动着不温暖的、水多浓度小的血。

通常，由于血中的水减少、血的黏度升高而变得难以流动时会产生络脉的不通。但是这里反而是血中的津增加，按理不会发生络脉不通，但是因为气血减少，络脉不能供养组织而产生疼痛。原本应该是在血的供给略微减少的组织中容易产生，条文有"腹中"，这可以扩展开，我们认为疼痛发生在少腹（或者小腹）的情况会比较多。《伤寒论》和《金匮要略》中，少腹经常可以反映血室的病证，血室中络脉分布丰富，这样就更加容易受到血运行的影响，所以容易发生少腹痛。一般来说，应当和络脉不通引起的疼痛不一样，但是这里也是不能营养组织而产生的疼痛。以上就是当归芍药散证的腹痛。

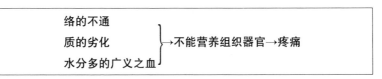

少腹 {
1）血室
2）大肠《金匮要略·疮痈肠痈浸淫病脉证并治第十八》第4条
3）膀胱《金匮要略·消渴小便利淋病脉证并治第十三》第7条
}

当归芍药散为散剂，每次服用一方寸匕（2.3cm 正方形上的粉末），一日三次，用酒服。每次服用极少量（1~2g）的散药，另外还有一种生药按三两至五两等不同剂量组合起来的汤药，两者目的不一样。

从人体需求来看，比如补气、补血的能力极度减弱时用煎煮的汤药。而另一方面，若补气、补血能力稍微减弱时发生病证，就可以仅用少量的散药略微调整机体的异常。

以白术、泽泻、茯苓重振脾胃、祛湿、处理血中的水，当归、川芎、芍药以改善血流，则气血得以产生，病证得以改善。

$$\left.\begin{array}{l}\text{白术} \\ \text{泽泻}\end{array}\right\}\text{利心下、脾胃、肌之水、湿}$$

茯苓：利胸膈、脾胃、皮之水、血中之水湿

当归、川芎：行血

芍药：归血

（十四）温经汤

《金匮要略·妇人杂病脉证并治第二十二》

第9条　问曰，妇人年五十所，病下利数十日不止，暮即发热，少腹里急，腹满，手掌烦热，唇口干燥，何也？师曰，此病属带下。何以故？曾经半产，瘀血在少腹不去。何以知之？其证唇口干燥，故知之。当以温经汤主之。

方　吴茱萸三两　当归二两　芍药二两　川芎二两　人参二两　桂枝二两　阿胶二两　生姜二两　牡丹皮二两，去心　甘草二两　半夏半升　麦冬一升，去心

上十二味，以水一斗，煮取三升，分温三服。亦主妇人少腹寒，久不受胎，兼取崩中去血，或月水来过多，及至期不来。

有"病下利"为"病下血"之误传，此说多矣。

参考（当归四逆加吴茱萸生姜汤）

当归、芍药各三两，炙甘草、通草各二两，桂枝、细辛各三两，生姜半斤（八两），大枣二十五枚，吴茱萸二升

《大和汉辞典》

暮：①日暮（傍晚，黄昏，最终，结果，夜晚）；②日落；③晚、迟；④衰老；⑤死；⑥姓；⑦天变黑；⑧活，生活；⑨生活。

妇人，50岁前后为更年期，一般会闭经。但是，下血（漏下）数十日不止，因为以前流产，而瘀血尚残存于少腹。因此少腹拘痛，

因为有瘀血，故漏下、阴血被消耗。阴虚，则生内热，至夜发热，手掌亦烦热。瘀血不去，则新血不生，血不能养口唇，故干燥。本来当攻瘀，考虑其年龄，以温药活血祛瘀为宜。温经汤主之。

用当归、川芎、芍药、阿胶、牡丹皮、麦门冬养血、行血、养阴。牡丹皮亦可清虚热。半夏、人参、生姜、甘草补益脾胃，健脾和胃。吴茱萸、桂枝、生姜则温经、散寒、行血。

处方整体温而行血，补阴血，清虚热，振奋脾胃（生血之源）。

（十五）当归散

《金匮要略·妇人妊娠病脉证并治第二十》

第9条　妇人妊娠，宜常服当归散主之。

　　　　方　当归　黄芩　芍药　川芎各一斤　白术半斤

　　　　上五味，杵为散，酒饮服方寸匕，日再服。妊娠常服，
　　　　即易产，胎无苦疾，产后百病悉主之。

　　妊娠引起的气血不足、气血循行恶化，有生虚热的可能性，以当归散预防之。

　　当归、川芎、芍药补血行血，白术补脾以助生血之源，黄芩清虚热。

　　注意：黄芩有引起不明发热、肝功能损伤、间质性肺炎等副作用，妊娠中最好避免使用。一般病证中使用也应当控制在短时间内，且应当进行必要的检查。

（十六）芎归胶艾汤

《金匮要略·妇人妊娠病脉证并治第二十》

第4条　师曰，妇人有漏下者，有半产后因虚下血都不绝者，有妊娠下血者，假令妊娠腹中痛，为胞阻，胶艾汤主之。

方　一方加干姜一两　川芎二两　阿胶二两　甘草二两
艾叶三两　当归三两　芍药四两　干地黄六两

上七味，以水五升，清酒三升，合煮取三升，去滓，内胶令消尽，温服一升，日三服，不差更作。

干地黄：本来没有记载多少两。有三两、四两、六两诸种说法。

若"营阴内守""气统血"，正常人是不会发生漏血的状况。但是，气和阴血虚的时候，气虚→气不统血，营阴不足→营阴不内守而出血。此条文的①漏下（不正出血），②流产后下血，③妊娠中下血都是原本就有营阴不足，或者流产、妊娠引起的营阴不足，而营阴不能内守，从而引起出血。

用阿胶、地黄补血（主要是增加血中之津），当归、川芎、芍药行血、活血，另外艾叶、阿胶有止血的作用。甘草提升胃气，以助生血之源，清酒取其同气相求之意，引导诸生药入血分。

下篇 三阴病

一、阴病

（一）阴病总括

阴病中有太阴病篇、少阴病篇、厥阴病篇 3 篇。

太阴病篇只有 8 条，很可能丢失了一部分条文。而所有条文（其他条文）中，也有太阴病或者属太阴、系太阴等太阴相关的记载。

少阴病篇的 45 条中，44 条以少阴病开始，只有第 283 条是属少阴。第 282 条为"少阴病…属少阴"，出现了两次少阴。也不能排除所有的条文后面加上少阴的可能性。

厥阴病篇，冠有厥阴名的只有 4 条。其他条文大多数和《金匮要略》重复。《金匮玉简[1]经》中，厥阴病只有 4 条。

综上，阴病篇整体有错简和窜入，和原本面貌有一定差异，应当认识到这一点再进行阅读。

---

[1] 注：疑为"函"。

（二）阴病的定义

人体的构造中气、血、津液不断循行。

广义之气 = 狭义之气 + 狭义之津液 = 广义之津液

广义之血 = 狭义之气 + 狭义之津液 + 狭义之血

为了维持生命，人体的构造物和气、血、津液缺一不可，尤其是狭义的气非常重要。生和死的区分就在于狭义之气的有无（刚死亡不久的身体中，构造物、狭义之津液、狭义之血虽然存在，狭义之气已经不存在）。

狭义之气也称为"阳气"，它温煦着气、血、津液，并使之循行，还鼓舞了血的拍动。

广义之气 = <u>温暖的</u>、<u>流动的</u>、水 = 广义之津液

广义之血 = <u>温暖的</u>、<u>拍动的</u>、<u>流动的</u>水和血

下划线部分为狭义之气

气的 5 个作用：①温煦；②推动；③统摄；④气化；⑤防卫，这 5 点的中心都在于狭义之气。

阴病分为寒证（虚寒证、阳虚证）和热证（虚热证、阴虚证）2 种。

（三）寒证的阴病

首先关于寒证的阴病进行思考。

寒证的阴病是因为狭义之气的产生极端缺乏、狭义之气的减少、减弱等引起，为了使其恢复，狭义之气的产生是不可或缺的。

虽然引起寒证的阴病的原因很多，只要狭义之气的产生能力还残存，就可以自然恢复。但若狭义之气的产生能力不复存在，不加以治疗，就会引发严重后果，甚至发展为无法治疗的死证。

换一个角度思考，与狭义之气的产生直接相关的脏腑机能最为重要，并且是生命维持的根源。这种机能不全会直接导致死亡（当然，其他脏腑的机能不全也可导致死亡……）。

人体中，广义之气、广义之津液、广义之血有很重要的作用。但是，这里主要讨论狭义之气相关内容。

五脏六腑中，直接和狭义之气的产生相关的有胃、脾、肾、小肠。后天脾胃的受纳、运化作用，以及先天肾的气化作用至关重要，另外小肠的第一分别作用也不能缺少。在经方中，脾主胃气的存储和供给，也说明它和狭义之气的产生是相关的。而心、肝、肺、胆主气血津液的利用和调节，没有直接和狭义之气的产生直接相关。另外，小肠的一部分和大肠、膀胱主废弃物的排泄。

综上，可以认为寒证的"阴病"是一种虚寒证（阳虚证），是因狭义之气的产生低下、减少、减弱到一定程度后发生的异常。

阴病中，太阴病主要是因为中焦的狭义之气减少，相关脏腑有脾、肾、小肠，或者更进一步略微影响到下焦的肾。

少阴病是因为中、下焦的狭义之气减少，相关脏腑有脾、肾、小肠、肾。

> 太阴病：脾、胃、小肠（肾）的阳虚
> 少阴病：脾、胃、小肠、肾的阳虚

　　治疗方面，太阴病中常用干姜，少阴病中常用干姜、附子。

（四）热证的阴病

一方面，阴病中也有一部分是热证的阴病。

> 太阴的热证：脾、胃、小肠的气虚→生湿→湿热内蕴
> 少阴的热证：肾阴虚、内热

这些热证的阴病，尤其是少阴的热证，和前述寒证的阴病一样，也是在和狭义之气的产生直接相关的这些脏腑（胃、脾、小肠、肾）中，发生了阴阳失调而引起的。但是，寒证的阴病是"阳虚"，热证的阴病（少阴）是"阴虚"，有这样较大的区别。可以认为太阴病的气虚、湿热证稍微有点特殊。

再次说明，太阴病、少阴病中，先规定和寒证的阴病相关联的脏腑（胃、脾、小肠、肾），在此基础上，这些脏腑发生的异常不是寒证，而是热证者，便是热证的阴病。尤其是肾的虚热证是少阴的热证之中心，可以说这一部分理论吴鞠通在《温病条辨》中已经展开了。

另有，少阴病篇中有很多不符合这个规定、并不是原来的少阴病的条文。这些条文很可能是有一两个症状和少阴病共通、用来鉴别或诊断而加入的，却反过来迷惑后世了。

> **寒证的阴病**
> 太阴病：脾、胃、小肠（肾）　阳虚证
> 少阴病：脾、胃、小肠、肾　阳虚证
>
> **热证的阴病**
> 太阴病：脾、胃、小肠　气虚＋湿热
> 少阴病：肾　阴虚内热（兼有脾、胃、小肠、膀胱的阴虚者）

根据上述，心、肺、肝三脏在六经阴病中有间接关系，但没有
直接联系。也就是说，六经中，不存在以心、肺、肝为中心的阴病。
但是，杂病中当然就没有这个限制了。

关于厥阴病后面再述。

<参考>

《温病条辨》清·吴鞠通　卷三　下焦篇

"真阴亏损"<邪少虚多>（少阴虚热证）

〇加减复脉汤

炙甘草汤　去、桂枝、人参、生姜、大枣
　　　　　加　芍药

〇救逆汤

加减复脉汤　去　麻子仁
　　　　　　加　龙骨、牡蛎

〇一甲复脉汤

加减复脉汤　去　麻子仁
　　　　　　加　牡蛎

〇二甲复脉汤

加减复脉汤　加　牡蛎、鳖甲

〇三甲复脉汤

二甲复脉汤　加　龟板

○小定风珠

鸡子黄、阿胶、龟板、童便、淡菜

○大定风珠

白芍、阿胶、龟板、干地、麻子仁、五味子、牡蛎、麦门冬、
炙甘草、鸡子黄、鳖甲

"阴既亏损，而实邪盛"
黄连阿胶汤

《温病条辨》的真阴亏损所使用的这些处方的证，可以认为和
《伤寒论》的少阴虚热证（肾阴虚）基本相同。

三阴篇中出现的处方
1 太阴病　△桂枝汤
△桂枝加芍药汤，桂枝加大黄汤
○四逆辈
2 少阴病　　○麻黄细辛附子汤，麻黄附子甘草汤

　　　　　　○黄连阿胶汤

　　　　　　○附子汤

　　　　　　×桃花汤（胃、肠）

　　　　　　×吴茱萸汤（胃）

　　　　　　○猪肤汤

　　　　　　×甘草汤，桔梗汤，苦酒汤，半夏散及汤（咽喉）

　　　　　　○白通汤，白通加猪胆汁汤

　　　　　　○真武汤

　　　　　　○通脉四逆汤，四逆汤

　　　　　　×四逆散

　　　　　　　　○猪苓汤

　　　　　　　　○大承气汤

　3 厥阴病　　×乌梅丸

　　　　　　　　×白虎汤

　　　　　　　　×当归四逆汤，当归四逆加吴茱萸生姜汤

　　　　　　　　○四逆汤，通脉四逆汤

　　　　　　　　×瓜蒂散

　　　　　　　　×茯苓甘草汤

　　　　　　　　×麻黄升麻汤

　　　　　　　　×干姜黄芩黄连人参汤

　　　　　　　　×白头翁汤

　　　　　　　　○小承气汤

　　　　　　　　×栀子豉汤

　　　　　　　　×吴茱萸汤

　　　　　　　　×小柴胡汤

　　○分别是太阴病、少阴病、厥阴病的内容，×则表示不是里面的内容。

二、太阴病

（一）太阴病分类

太阴病是阴病之始，阴阳失调而发生阳气不足，因此属于虚证。但是，阴阳失调的程度较少阴病轻。相关联的脏腑有小肠、胃、脾（有时波及肾）。

《伤寒论》中，凡是阴阳失调已深至脏者称为"阴病"，尚留在体表和腑的则是"阳病"。比如阳明寒证，其病理发生在胃、小肠、大肠等腑中，没有进入脏。阳明寒证是由于寒邪侵入腑的一种直中，可以认为是里寒实证。由于寒邪，腑的阳气被郁，其结果就是乍一看和阳气不足的状态相近。另一方面，太阴病是虚证，和阳明寒证比，有虚实之别。因此，不兼有表证的太阴病的脉象，比方说，是呈沉细的。与此相对，阳明寒证的脉即使沉细，也应当兼有紧、弦。太阴病的阴阳失调的程度在阴病中较轻，从阳病传变而来，或者由误治而产生。

辨太阴病脉证并治第十中，太阴病可以分成以下四类。

1. 太阴病，有太阳病并存者

第 276 条　太阴病，脉浮者，可发汗，宜桂枝汤。

根据脉浮可知，比起太阴病，此条更是以太阳病为主，而且与一般的桂枝汤证比，正气更虚，病不仅在表，已经到里了，影响到里脏之脾，和腑之胃、小肠，而出现下利、腹满、腹痛、呕吐等症状。但是，内里的阴阳失调程度尚轻，用桂枝汤除表邪，里的阴阳失调得到调节即可治愈。桂枝汤可以通过使里的脉中之血、脉外之气循行而改善病症。

2. 因误治从太阳病内陷者

第279条　本太阳病，医反下之，因而腹满时痛者，属太阴也，桂枝加芍药汤主之。大实痛者，桂枝加大黄汤主之。

太阳病误下后，邪内陷于里。因此，内里的正气和小肠、胃、脾的阳气受损。胃气受损，胃气的供给和守胃气作用失调，则胃气至小肠、脾的供给，脾、肌的转存，以及转存于脾、肌的胃气转换等一系列活动都变得无法运行。

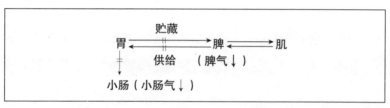

由于对小肠的胃气供给不足，小肠之气减少，传导作用失调，而生"腹满"，这种腹满是"虚满"，故以六两芍药来处理若干邪气（腑实）的存在。邪气（腑实）更盛者则成"大实痛"，加大黄二两。也就是说，此二方之证为虚实夹杂证。

```
        虚……小肠、胃、脾
                 ┌── 弱──桂枝加芍药汤
        邪（腑实）┤
                 └── 强──桂枝加大黄汤
```

3. 疾病的进程中，以阳气不足为主，邪为次者

第277条　自利，不渴者，属太阴，以其藏有寒故也，当温之。
宜服四逆辈。

疾病在发展过程中，胃、小肠、脾包括肾的阳气受损伤，但因为不如阴病那么显著，虽然"下利"，但不会"下利清谷"也不会"厥冷"。但是，若阳气损伤程度继续加重的话，就会成少阴病。本证因介于太阴病和少阴病之间，也兼有预防其形成少阴病的考量在，故投与四逆辈。

<参考>
厥阴病篇　第372条　下利腹胀满，身体疼痛者，先温其里，乃攻其表。温里宜四逆汤，攻表宜桂枝汤。

本条文收在厥阴病篇中，但是从"下利""腹胀满"可以看出归入太阴病篇更为妥当。本条是太阳、太阴并存之证，属于①，但是里虚的程度较太阴桂枝汤证更重，分类上也可归于③。

4. 太阴湿热黄疸证

前述的三种太阴病是在疾病进行过程中阳气受损。③是太阴病中阳气损伤最为严重的。而④是脾、胃气虚而生内湿，阳气不足的程度较轻，不如说是湿邪阻碍气机而生热，出现湿热内蕴，同时有尿不利的话则发黄疸。

$$气虚 \begin{cases} 阳虚 \longrightarrow 一般的太阴病 \\ 湿热内蕴 \rightarrow 黄疸的太阴病 \end{cases}$$

第278条　伤寒脉浮而缓，手足自温者，系在太阴。太阴当发身黄。若小便自利者，不能发黄。……

太阴发黄虽和阳明湿热证的发黄病理机制相近，但是阳明和太阴的区别在哪里呢？

阳明发黄证的病理中心在小肠的湿热。而一方面太阴，从"脉浮而缓，手足自温者"可看出至少没有类似少阴四逆汤证的阳气不足，而"手足自温"提示发黄并非由寒湿所致。由此可知这里是有湿热作为病理产物存在。

第278条　……至七八日，虽暴烦下利，日十余行，必自止。以脾家实，腐秽当去故也。

脾胃不足而生湿，湿停留于脾而成"脾家实"（腐秽）。脾胃之气虽然不足，但阳气不足并不占主导。因此，所生之湿内蕴而成湿热。病理存在于小肠、胃、脾等脏腑中，故作为太阴病。

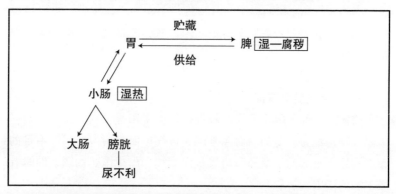

但太阴病湿热之热的程度与阳明病相比，属于轻者。

阳明发黄：湿＜热

太阴发黄：湿＞热

第 187 条　（前半部分与第 278 条相同）……至七八日，大便硬者，为阳明病也。

由上可知，通过大便的坚硬程度可区别阳明、太阴病证。
大便硬：阳明；大便软、下利：太阴

另外，也可从别的角度来区分阳明发黄证和太阴发黄证，主要由外湿（太阳）引起的是阳明；疾病进行过程中，由阴阳失调（脾胃气虚）而生内湿，内蕴而成湿热，继而发黄疸者为太阴。

太阳外湿→阳明湿热→黄疸
脾胃气虚生内湿→内蕴→太阴湿热→黄疸

◆太阴病和阳明寒证

两证的症状都是极为相近的。寒邪所致的病理变化局限在胃、小肠腑者为阳明寒证，比如第 243 条"食谷欲呕，属阳明也，吴茱萸汤主之"。另外，邪气经口直接侵入肠胃，引起呕吐、下利的一种霍乱病也可作为阳明寒证（第 386 条，理中丸证）。

区别太阴病与阳明病寒证的一点在于，太阴病的病理已经涉及到脏。比如，病初为阳明寒证，而胃寒状态较重；或者不能及时治愈，病情缠绵至脾则成为太阴病。脾的阳气不足，不能储存胃气，胃气或上逆（"吐"）或下注于小肠（"利"）。另外，小肠之气不足，其传导作用失调，呈"腹满"之虚满证。

总之，太阴病是有阳气不足的虚证，而阳明寒证是寒邪侵入胃、小肠、大肠而引起的一种寒实证。

<补充>

可以认为比起少阴病篇，桃花汤更应当归入太阴病篇。

（二）桃花汤

《伤寒论》

第 306 条　少阴病，下利便脓血者，桃花汤主之。

　　　　　方　赤石脂一斤，一半全用，一半筛末　干姜一两　粳米
　　　　　一升

　　　　　上三味，以水七升，煮米令熟，去滓。温服七合，
　　　　　内赤石脂末方寸匕，日三服。若一服愈，余勿服。

第 307 条　少阴病，二三日至四五日，腹痛，小便不利，下利
　　　　　不止，便脓血者，桃花汤主之。

《金匮要略·呕吐哕下利病脉证治第十七》

第 42 条　下利便脓血者，桃花汤主之。

《金匮要略》的内容和第 306 条相同。但是没有少阴病的记载。

对第 306 条和《金匮要略》的条文进行考察，会发现明显是在
《金匮要略》的基础上加上少阴病的名字再归入少阴病篇的。

可以认为第 306 条、307 条和《金匮要略》的条文内容是相同
的，只是第 307 条有更加详细的"腹痛""小便不利"这样的记载。

中焦脾胃的阳气减少，小肠不得养，因此小肠也有虚寒，第二
分别功能失调，无法将水分输送至膀胱，而成"小便不利"；几乎所
有水分被输送至大肠，大肠滑脱，大便不能留于其中，所以"下利
不止"。血因有寒而流动不畅，血败而下脓血。

综上，虚寒在于脾、胃、小肠、大肠这些脏腑中，还未波及肾。

太阴病以腹满、腹痛、下利等为主证，桃花汤证也有下利便脓血、腹痛，因为没有厥冷、下利清谷（有小肠第1分别功能的失调引起），所以比起少阴病，我认为更应当属于太阴病。

虽然是虚寒引起的肠之滑脱不禁证，但是因为下利失去大量津液，也兼有津液不足之证。

[处方解说]

＜参考＞

第159条　伤寒服汤药，下利不止，心下痞硬，服泻心汤已，复以他药下之，利不止。医以理中与之，利益甚。理中，理中焦，此利在下焦，赤石脂禹余粮汤主之。复不止者，当利其小便。

方　赤石脂一斤　太一禹余粮一斤

根据第159条的内容，理中汤用于"中焦"，赤石脂禹余粮汤用于"下焦"。这里的下焦不是肾，而是指小肠、大肠。

另外，《金匮要略·腹满寒疝宿食病脉证治第十》中给出的附子粳米汤、大建中汤，根据"腹中寒气，雷鸣切痛……附子粳米汤""……腹中寒……上下痛而不可触近，大建中汤主之"，这两张方使用的干姜、蜀椒、附子等与桃花汤虽有虚实的不同，但也是作用于"腹"，也就是小肠、大肠的。

桃花汤中，赤石脂的固涩作用可以涩肠，治疗滑脱而止利，煎赤石脂半斤，再以一方寸匕末冲服，末可以直接停留于肠中，加强固涩作用；干姜一两不仅可以温中焦，也可以温下焦（肠）散寒；粳米可以补充因大量下利而丧失的脾、胃之气津。

人参汤则加入了干姜三两、白术三两，可以温中焦、祛内湿，改善脾胃的运化功能。但是，本汤用于中、下焦有虚寒，而且有大量津液流失，所以以少量的干姜一两和粳米一升对应之。若是病情已波及肾，则需要加附子，需加附子者则已成少阴病。

　　另外有一种说法认为这里不是"虚寒证"，而是少阴热证的"湿热证"，从处方内容思考的话，可以予以否定。湿热证投与赤石脂的话，因其固涩作用湿热之邪留诸体内，病证将会恶化。对于湿热证应当投与白头翁汤等。

赤石脂

《本经》青石、赤石、黄石、白石、黑石脂等

味甘，平。主黄疸，泄痢，洩利，肠澼，脓血，阴蚀，下血，赤白，邪气，痈肿，疽痔，恶疮，头疡，疥瘙。久服补髓，益气，肥健，不饥，轻身，延年。五石脂各随五色，补五脏。

赤石脂

《别录》味甘、酸、辛，大温，无毒。主养心气，明目，益精，疗腹痛，泄澼，下痢赤白，小便利，及痈疽疮痔，女子崩中漏下，产难，胞衣不出。久服补髓，好颜色，益智，不饥，延年。

《中医临床中药学》（神户中医学研究会）

甘、酸、涩，温　①涩肠止泻；②敛血止血，固精止带；③生肌收口。

禹余粮

《本经》味甘，寒。主咳逆，寒热，烦满，下赤白，血闭，癥瘕，大热。

《别录》平，无毒。疗小腹痛结烦疼。

太一禹余粮

《本经》味甘，平。主咳逆上气，癥瘕，血闭，漏下，除邪气。

《别录》无毒，主肢节不利，大饱绝力身重。

三、少阴病

少阴病的分类

1）少阴寒证

①死证（已无法治疗）

②重证（虽能治疗，但可能死亡）

③中等证（不会直接导致死亡）

④直中

2）少阴热证

①直中

②传变

3）原来不是少阴病，但有一两个共通的证候，暂且归入少阴病篇者（原先很可能是用来鉴别诊断而加入的）。

少阴寒证

和太阴病相比，寒证的少阴病阳气（狭义之气）的减少或者减弱更加严重。但即便同样都是少阴病，阳气的减少或减弱程度也各不相同。

寒证的少阴病大致分为两类。从脏腑来说，和脾、胃、肾、小肠相关，分为出现厥冷、下利清谷症状者和未出现者；从治疗层面来看，附子的使用则有生和炮的区别。

阳气的减少、减弱程度相对较轻者，比如第304条附子汤证，第316条真武汤证中，没有厥冷，虽下利但没有下利清谷。这些证中，因为有湿作为病理产物存在，所以并用白术和茯苓，附子也是不用生而用炮者。另有，麻黄细辛附子汤证、麻黄附子甘草汤证，虽是少阴病，但又有太阳病并存，使用了麻黄，所以附子也是炮制后入药。

附子汤、真武汤：阳虚＋湿

麻黄细辛附子汤、麻黄附子甘草汤：阳虚＋表证

这些证里，阳气的减少、减弱没有那么严重，所以在鼓舞阳气的同时，还有能力兼顾到病理产物（湿）和表证（外邪）。

但是若成四逆汤类、白通汤类证的话，阳气的减少、减弱严重，即使存在病理产物，也没有去处理的治疗空间，只能专念于阳气的生发和鼓舞，因此要并用生附子和干姜。这就是同为少阴寒证却有差异的地方。

下面将会讲到：少阴寒证中阳气的减少、减弱较为严重的四逆汤类证、白通汤类证，以及相关的"发冷"和"厥冷"的区别、"亡阳证"、"伏阳证"等内容。

<参考> 麻黄附子细辛汤　《经方医学・第二卷》

麻黄附子甘草汤　《经方医学・第二卷》

真武汤　　　　　《经方医学・第三卷》

附子汤　　　　　《经方医学・第三卷》

（一）少阴寒证

1. 四逆汤类和白通汤类

四逆汤类、白通汤类（干姜附子汤类）条文

太阳病篇

第 29 条　……若重发汗，复加烧针者，四逆汤主之。

第 61 条　下之后，复发汗，昼日烦躁不得眠，夜而安静，不呕，不渴，无表证，脉沉微，身无大热者，干姜附子汤主之。

第 69 条　发汗，若下之，病仍不解，烦躁者，茯苓四逆汤主之。

第 91 条　伤寒，医下之，续得下利清谷不止，身疼痛者，急当救里。后身疼痛，清便自调者，急当救表，救里宜四逆汤，救表宜桂枝汤。

第 92 条　病发热，头痛，脉反沉，若不差，身体疼痛，当救其里。

阳明病篇

第 225 条　脉浮而迟，表热里寒，下利清谷者，四逆汤主之。

太阴病篇

第 277 条　自利，不渴者，属太阴，以其藏有寒故也，当温之。宜服四逆辈。

少阴病篇

第 314 条　少阴病，下利，白通汤主之。

第315条　少阴病，下利，脉微者，与白通汤。利不止，厥逆无脉，干呕，烦者，白通加猪胆汁汤主之。服汤，脉暴出者死，微续者生。

第317条　少阴病，下利清谷，里寒外热，手足厥逆，脉微欲绝，身反不恶寒，其人面色赤。或腹痛，或干呕，或咽痛，或利止脉不出者，通脉四逆汤主之。

第323条　少阴病，脉沉者，急温之，宜四逆汤。

第324条　少阴病，饮食入口则吐。……若膈上有寒饮，干呕者，不可吐也，当温之，宜四逆汤。

厥阴病篇

第353条　大汗出，热不去，内拘急，四肢疼，又下利厥逆而恶寒者，四逆汤主之。

第354条　大汗，若大下利而厥冷者，四逆汤主之。

第370条　下利清谷，里寒外热，汗出而厥者，通脉四逆汤主之。

第372条　下利腹胀满，身体疼痛者，先温其里，乃攻其表。温里宜四逆汤，攻表宜桂枝汤。

第377条　呕而脉弱，小便复利，身有微热，见厥者，难治，四逆汤主之。

霍乱病篇

第385条　恶寒，脉微而复利，利止，亡血也，四逆加人参汤主之。

第388条　吐利汗出，发热恶寒，四肢拘急，手足厥冷者，四逆汤主之。

第389条　既吐且利，小便复利而大汗出，下利清谷，内寒外热，脉微欲绝者，四逆汤主之。

第390条　　吐已下断，汗出而厥，四肢拘急不解，脉微欲绝者，
　　　　　　通脉四逆加猪胆汤主之。

辨可发汗病篇

第54条 = 第372条

辨发汗后病篇

第92条 = 第29条，第110条 = 第353条

辨发汗吐下后病篇

第244条 = 第69条，第259条 = 第354条，第242条 = 第
　　　　　　　　61条，
第269条 = 第91条

《金匮要略》呕吐哕下利病篇

第14条 = 第377条，第36条 = 第372条，第45条 = 第370条

亡阳证和伏阳证

亡阳证

里寒外热，真寒假热，发热，发汗，
脉浮而迟，脉反沉，脉微欲绝，脉弱，
下利清谷，
厥冷，厥逆，厥

里之阳气外出→肌或脉中脉外

伏阳证

阳气宛如冻结一样潜伏在里，只有很少的阳气能发挥作用。

$$\left\{\begin{array}{l} 下利清谷， \\ 脉沉微，微，无脉， \\ 厥逆 \end{array}\right.$$

四逆汤类的处方内容

四逆汤方

甘草二两，炙　干姜一两半　附子一枚，生用

上三味，以水三升，煮取一升二合，去滓，分温再服。强人可大附子一枚，干姜三两。

四逆加人参汤方

甘草二两，炙　附子一枚，生　干姜一两半　人参一两

上四味，以水三升，煮取一升二合，去滓，分温再服。

茯苓四逆汤

茯苓四两　人参一两　附子一枚，生用　甘草二两，炙　干姜一两半

上五味，以水五升，煮取三升，去滓，温服七合，日二服。

通脉四逆汤方

甘草二两，炙　附子大一枚，生用　干姜三两，强人可四两

上三味，以水三升，煮取一升二合，去滓，分温再服。

通脉四逆加猪胆汁汤

通脉四逆汤　加　猪胆汁半合

干姜附子汤和白通汤类的处方内容

干姜附子汤方

干姜一两　附子一枚，生用

上二味，以水三升，煮取一升，去滓，顿服。

白通汤方

葱白四茎　干姜一两　附子一枚，生

上三味，以水三升，煮取一升，去滓，分温再服。

白通加猪胆汁汤方

葱白四茎　干姜一两　附子一枚，生　人尿五合　猪胆汁一合

上五味，以水三升，煮取一升，去滓，内胆汁，人尿，和令相得，分温再服。若无胆，亦可用。

＊葱白：葱的近根部的白色部分，辛温。

①散寒解表

②通阳散寒、辛散温通，可宣通阳气之痹塞。

煎法

			浓缩度
四逆汤	3升→1升2合	分2	（1/2.5）100→40%
通脉四逆汤	3升→1升2合	分2	（1/2.5）100→40%
茯苓四逆汤	5升→3升	分2各7合	（1/1.7）100→60%
干姜附子汤	3升→1升	顿服	（1/3）　100→33%
白通汤	3升→1升	分2	（1/3）　100→33%

　　白通汤、干姜附子汤与四逆汤相比，干姜少半两，煎煮时间也略长一些。或许是考虑到没有加炙甘草的缘故，可以稍微抑制振阳作用。

茯苓四逆汤的煎煮时间是最短的，一次服用量大约是四逆汤的一半。其阳虚程度比四逆汤更小，所以服用一半的量，但又为了避免振阳作用大幅度降低，所以煎煮时间缩短。

四逆汤和茯苓四逆汤的煎法

四逆汤：甘草二两　干姜一两半　附子一枚，生　以水三升，煮取一升二合，分温再服（1 次六合）。

茯苓四逆汤：甘草二两，炙　干姜一两半　附子一枚，生　茯苓四两　人参一两　以水五升，煮取三升，温服七合，日二服。

3 升（30 合）的药汁每次服 7 合，一天 2 次，即 14 合／日。

一日服用量约为煎出的一半药液。

自觉的发冷和他觉的厥冷

发冷为自觉症状，厥冷为他觉症状。

［发冷］　前通、后通、脉外之气等减少，其各自行经的相应部位也出现发冷。

前通卫气↓──→手掌、足底发冷

后通卫气↓──→手背、足背发冷

脉外卫气↓──→手尖、足尖发冷

若上述 3 种气都减少的话，手足底、背、尖都会发冷，而严重的话从肘、膝往前都会自觉发冷，但是，他觉却没有那么冷。

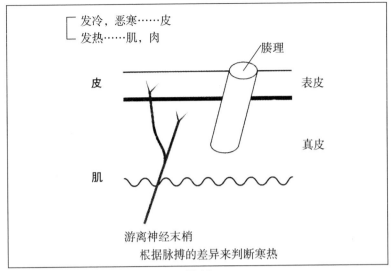

发冷，恶寒……皮
发热……肌，肉

腠理

皮

表皮

真皮

肌

游离神经末梢
根据脉搏的差异来判断寒热

图 14

[厥冷] 厥冷不仅是前通、后通、脉外之气从肘、膝部到指尖、脚尖极度减少，在其行经的部位中肌气、脉外之气（肉中之气）也极度减少，也就是说受到了阳气减弱的影响。

皮气↓↓ 脉外之气↓↓ 肌气↓↓

如果肌部、肉部发冷的话，别人在触摸时也会觉得冷。（见图15）

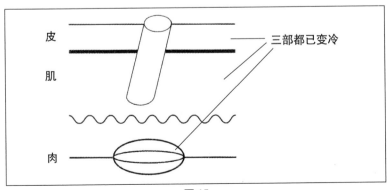

皮

肌

三部都已变冷

肉

图 15

皮部的厚度为 0.2mm，肌部的厚度为 1.8mm，肉部的厚度根据部位有所不同，但比肌部要厚得多，若是将肌部下面的皮下脂肪算上的话则更厚，顺便提一句，皮肤组织占整体体重的 14%。

比如伤寒的麻黄汤证，上臂、上背等部位有恶寒，发热 38.5℃，此时由于寒邪外束，后通卫气变得难以循行。但是因为正邪斗争，胃气被鼓舞（心输出量 5~6 倍，筋肉中的血流 20~30 倍，产热量 10~20 倍），外出于肌部和脉外，引起 38.5℃ 的发热症状（肌部、肉部的热）。

有自觉的恶寒，本人虽然自诉"冷"，但触之反热。

```
皮气（后通卫气）↓↓  ——恶寒

肌气↑↑                  }38.5℃
脉外之气（尤其是肉中）↑↑ }触之觉热
```

一方面，不止是皮气，肌气、肉中的脉外之气（体表外壳）等所有的气都减少或者说减弱的时候，不管是否有自诉的"冷"，他人触之都会觉得冷（厥冷）。

```
广义的气：温热的流动的水  （=广义的津）
减弱的广义的气：不温热的流动的水
```

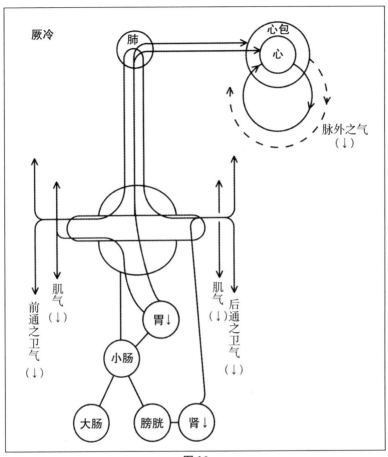

图16

基本上厥冷是从肘、膝到指尖、脚尖的前通、后通、肌部、脉外之气全都减少。（见图16）

亡阳（汗出、发热、脉浮、厥冷、下利清谷）

四逆汤条文……全13条

通脉四逆汤、通脉四逆汤加猪胆汁汤……全3条

计16条（除去茯苓四逆汤、四逆加人参汤）

总计 16 条的四逆汤或通脉四逆汤类中有 10 条是描述亡阳或相近的病理状态的。

第 29 条：若重发汗，复加烧针者

第 92 条：病发热

第 225 条：脉浮而迟，表热里寒

第 317 条：里寒外热……身反不恶寒，其人面色赤

第 353 条：大汗出，热不去

第 370 条：里寒外热

第 377 条：身有微热

第 388 条：发热恶寒

第 389 条：而大汗出……内寒外热

第 390 条：吐已不断，汗出而厥

△第 354 条　大汗，若大下利而厥冷者，四逆汤主之。

大汗，而厥冷者：亡阳

大下利，而厥冷者：不是亡阳

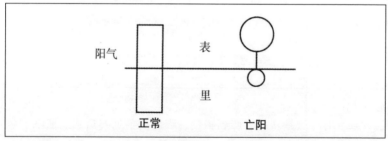

图 17

这些条文描述的是里寒外热或与之相近的状态：阴阳表里隔绝，将成亡阳。因此，我们看出使用四逆汤、通脉四逆汤类治疗的，大多数并不是阳气伏于里，而是阴阳离决者。

亡阳以外的四逆汤……5 条

第 91 条　下利清谷不止
第 277 条　自利不渴者
第 323 条　脉沉者
第 324 条　若膈上有寒饮
第 372 条　下利，腹胀满

亡阳证，真寒假热

少阴病真寒假热，或者亡阳证者有"厥冷""下利清谷"，同时还有"发热""汗出"。

内里有显著的阳气减少或减弱（胃肾阳虚），因此胃的守胃作用和脾的蓄积作用失调，大多数阳气外出于肌部，内里胃肾的阳气减少，而只有肌部的气呈过剩状态，所以发热、汗出。仅存的为数不多的阳气大部分外出于肌部，因此前通卫气、后通卫气（皮气）和脉外之气极度变少。因此，四肢从肘、膝到尖端的皮气、脉外之气减少，其相应经过的部位肉部和皮部变冷。不仅皮部，肉部也变得冷的话，他人触之就也会觉得冷。（见图 18）

虽然说有肌气的过剩，也就是如白虎汤证，但是和实热引起的肌气和肉气（脉外之气）的过剩是没法比较的。即使有一定的肌气过剩，因为体干部等有发热（真寒假热），肌气被消耗，是不会到达从肘、膝到手尖、脚尖的部位的。

或者即便有少量到达，比起其下层的肌部，相比而言厚实得多的"肉"和上层"皮"的部分还是冷的，所以从肘、膝到尖部的"肌"是不可能发热的。

体干和从肘膝开始到中枢侧：	皮气↓↓	脉外之气（肉中）↓↓	肌气↑
肘膝开始到末梢：	皮气↓↓	脉外之气↓↓	肌气↓↓

因此，肘膝到末梢部虽然厥冷，但除此以外的部位中，肌气过剩有热而发热，医者触之感觉略热，但其下层的肉的部分是冷的，

所以触之时间稍长的话，热度会减少。肘膝到尖端中，与肌部和肉
部之间的脂肪层较薄也有关系。

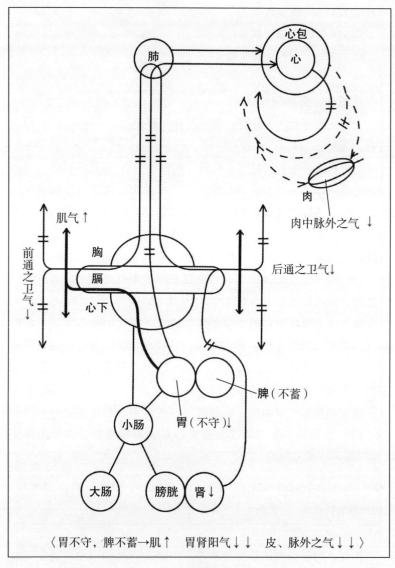

图18

结果亡阳证或者真寒假热证是胃肾的阳气显著减少（也就是减弱），导致胃的守胃作用失调，所剩的胃气大多外漏于外肌部，汗出，肌部则发热。但是，皮气、脉外之气显著减少。只是阳气减弱较为显著时（广义之气中狭义之气↓↓），即使胃气不守引起肌气过剩，肌气本身的狭义之气（温暖的）也在减少，所以虽发热也只是微热。

关于"伏阳"

"伏阳"是后人新创的概念，在《伤寒论》和《金匮要略》没有这个词。

阳气在里，宛如冰凝固的状态一动不动，这种阳气无法发动的状态就叫伏阳（阳气冰结）。

第61条　干姜附子汤：脉沉微，身无大热

第314条　白通汤：下利

第315条　白通汤：下利，脉微者

　　　　　白通加猪胆汁汤：利不止，厥逆无脉

脉沉微或者无脉，厥冷，下利清谷，绝对没有外热。

亡阳以外的四逆汤证中的2条（第91条、323条），非要选的话，其实更加接近伏阳证。阳气变冷凝结在里（冰结）成为阴寒邪，为一种里寒实证（阳虚＋里寒实）。此时凝结于里的阳气较多，只有少量的阳气可以发动。（见图19）

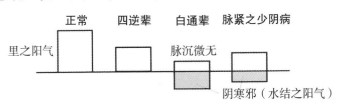

图19

广义之气：温暖的流动的水→病理产物的变化

广义之气中狭义之气的极度减少→凝结→阴寒邪的变化

伏阳证中的阴寒邪的所在之处？

总的来说，因胃、脾、肾阳伏，其他脏（心、肺、肝）和腑（大肠、小肠、膀胱、三焦）也会机能低下。这样的状态下，一部分阳气冰结而成阴寒邪。

我们认为这样的阴寒邪存在于两个场所：

①肾的气化作用衰退的话，肾气化为肾水，苓桂剂之对象（以茯苓处理）。但若进一步衰退，就会发生肾水→冰结而成阴寒邪（以附子处理）。

②五脏六腑位于内部，脉中之血向其供给血，脉外之气和三焦则向其供给气；对于膈以下的脏腑，由心下通过三焦向其供给气（津）。若胃（脾）肾的阳伏状态严重，在内部的三焦水道的一部分就会冰结而成阴寒邪。

> 冰结的阴寒邪 $\begin{cases} 肾 \\ 膈以下三焦的某处 \end{cases}$

◆气津（广义之气 or 津）在人体内部的供给（即通过三焦）

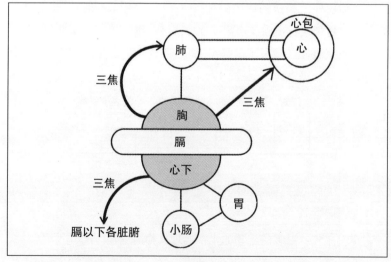

图20

（病理）

由膈向上：胸→
{
肺……　胸水
心包→心……心囊水
}

由膈向下：心下→
{
脾、胃
肝、胆
肾、膀胱　……腹水
小肠、大肠
}

伏阳证"脉紧的少阴病"

第283条　病人脉阴阳俱紧，反汗出者，亡阳也。此属少阴，
　　　　　法当咽痛而复吐利。

第287条　少阴病，脉紧，至七八日自下利，脉暴微，手足反
　　　　　温，脉紧反去者，为欲解也，虽烦，下利，必自愈。

第283、287 这两条虽是少阴病，但脉象并非沉微细迟，而是呈
现"紧"（一定是沉紧）。一般来说，循行于人体的阳气极度减少、
减弱的话，反映在脉象上就是脉沉微细迟。但若是在内部的一部分
阳气冰结，而未冰结的阳气可以运动，供给到脉中、脉外的阳气反
映了冰结的阴寒邪而呈现紧脉。在里的阳气进一步冰结的话，几乎
没有可以运动的阳气，此时脉微，甚至无脉。

第283条虽有"反汗出者，亡阳也"，但是此条文之证是亡阳和
伏阳同时存在的（反汗出者，说明本来若是伏阳证的话则无汗，第
283条的治疗法是通脉四逆汤）。

白通汤的处方解说

处理冰结的阴寒邪可以使用以下的白通类，但是比起四逆汤、
通脉四逆汤，干姜或附了的量反而要少。

白通汤（葱白四茎，干姜一两，附子生一枚，分温再服）

四逆汤（甘草炙二两，干姜一两半，附子生一枚，分温再服）

通脉四逆汤（甘草炙二两，干姜三四两，附子生大一枚，分温再服）

理由是，打个比方，虽然冷水用强火加热也可以，但是溶解冰的话还是用较弱的火。或者也可以认为是，冰冻的阳气若太过强力地加热的话，冰解后就会阳气暴发而引起亡阳（死）。

> 第315条　少阴病，下利，脉微者，与白通汤。利不止，厥逆无脉，干呕，烦者，白通加猪胆汁汤主之。服汤，脉暴出者死，微续者生。

如第315条所述，对于严重的伏阳证投与白通加猪胆汁汤，脉暴出→死，或者脉微→生，也就是说，对于伏阳证大量使用热药，短时间内过热，胃气不守而脉暴出而导致亡阳（死），此时比起四逆汤或通脉四逆，使用干姜、附子较少的白通汤，但即便如此，投药后也可能亡阳而死。总之，对于伏阳（冰结）证，不得不以比四逆汤、通脉四逆汤量更少的干姜、附子来处理，所以使用白通汤。

还有一个参考，我们来看看四逆汤、通脉四逆汤：

	强人加减
四逆汤	甘草二两，大附子一枚，干姜三两
通脉四逆汤	甘草二两，大附子一枚，干姜四两

四逆汤的强人加减正是通脉四逆汤本身，而白通汤类没有强人加减。

所以，四逆汤、通脉四逆汤的使用中，甚至可以根据情况对附子、干姜增量，但白通汤证的话，即使是濒死的状态也不能增加附子、干姜的量。

亡阳证、伏阳证中甘草的有无

第315条　少阴病，下利，脉微者，与白通汤。利不止，厥逆无脉，干呕，烦者，白通加猪胆汁汤主之。服汤，脉暴出者死，微续者生。

若发展成极度的伏阳证，内部阳气（主要是胃肾阳气）无法发动，小肠的第一分别功能失调，清谷"下利"不止，胃气无法接续脉中之血和脉外之气，所以"无脉"。胃肾之气无法接续前通、后通、脉外之气和肌气，所以发生"厥逆"。另外，胃气孤立，不连五脏六腑，接近于除中的状态，无法供给到其他脏腑器官而多出来的胃气上升到胸则成"烦"，上逆则成"干呕"。

对于这种极度的伏阳状态，用附子、干姜的辛热将冻结的阳气振奋起来（振阳），葱白来宣通之。此时加入甘草的话，因其守胃的功能，振阳宣通作用会被减弱，所以干姜附子汤、白通汤类中不加甘草。对于出现清谷下利、无脉、厥逆、干呕、烦这样的濒死状态，应与白通加猪胆汁汤。

投与后有3种结果：

①投与后依然无脉，病势不变，死。

②振阳宣通的效果得以发挥，但此时自身的守胃功能完全消失，被鼓舞的胃气全部出行于脉中、脉外，"脉暴出"而死。

③振阳宣通作用得以发挥，且自身的守胃作用尚存，被鼓舞的胃气慢慢进入脉中、脉外，脉随之"微续"，而不是"暴出"，由无脉转为微微可以触得，出现这样的脉象者得生。

2. 脉数的少阴病

第285条　少阴病，脉细沉数，病为在里，不可发汗。

关于"少阴病，脉沉细数"有2种完全不同的观点都成立。

①少阴里热的虚证（阴虚内热）

脉沉细数，在中医学的认识中表示阴虚内热。此时没有"下利清谷""厥冷"等少阴虚寒证的症状。

《温病条辨》　脉沉数：二甲复脉汤　细数：三甲复脉汤

但是，第285条的行文则否定了这个说法。

②少阴里寒的虚证

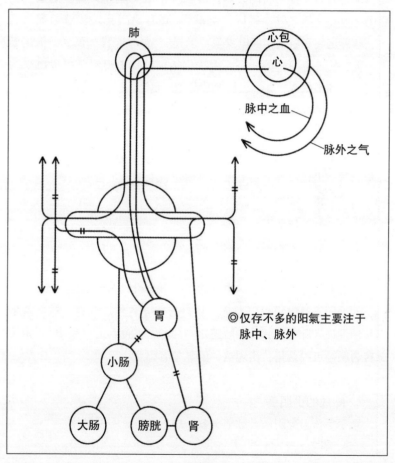

图 21

胃肾的阳气衰败，全身的供给减少，即皮气、肌气、脉外之气和脉中之气全部减少，此时阳气的质量也就是狭义之气也变得既少又劣，脉则呈沉微细。（见图21）

而另一方面亡阳证是呈现里寒外热（真寒假热）的发热、汗出，或者脉浮等阳气亡脱于外肌的症状。

"脉沉细数"，是阳气不足之中又有胃气不守，出行至脉中、脉外，而不是外肌，有下利清谷、厥冷等症状，呈脉细数。

第315条"服汤，脉暴出者死"也是胃气不守，急速地注入脉中、脉外，最终胃气耗尽而死的一种亡阳证。

脉沉细数，并不是如第315条这样的重症，但两者病理机制相近。

而从生理方面考虑的话，阳气不仅量不足，质也降低，为了将这样的阳气尽量集中提供到脉中、脉外之气，最低限度维持全身（五脏六腑、体表外壳等）机能，脉呈沉细数。此时，与脉沉细微迟者比，考虑到可以进行一定的代偿，所以重症度略低。

西方医学中的"心不全"，有部分是汉方中的虚寒证，为了代偿心脏的输出功能而呈频脉（数脉），临床中有时候可以认为这样的心不全和少阴的脉沉细数是相符的。

3. 少阴直中

第301条少阴病，始得之……　麻黄细辛附子汤

第302条少阴病，得之二三日……　麻黄附子甘草汤

第303条少阴病，得之二三日以上……　黄连阿胶汤

第304条少阴病，得之一二日……　附子汤

第320条少阴病，得之二三日……　大承气汤

第324条少阴病……始得之……　四逆汤（瓜蒂散）

以上"始得之……""得之……日"这样的6条条文，可以认为是暗示少阴直中，表示发展很快（始得之）或者1～3日就成少

阴病。

直中和传变

从太阳、阳明、少阳或者太阴病转为少阴病者，就是通过传变而成的少阴病。

直中的少阴病有寒证和热证两种，后面会涉及到，除这里的 6 条以外还有其他条文也可视作少阴直中。（如第 321、322 条）

表（后通卫气的领域）$\xrightarrow{\text{逆行}}$肾

而直中的少阴病不是通过传变路线，而是邪气从表经后通卫气的路线逆行，一下子侵入到肾。

寒证的少阴直中

这里有第 301、302、304、324 条共 4 条，麻黄细辛附子汤证、麻黄附子甘草汤证、附子汤证相对来说属于轻症。当然，直中也会有重症存在，则当投与四逆辈、白通辈。

> 第 324 条　少阴病，饮食入口即吐。心中温温欲吐，复不能吐。始得之，手足寒，脉弦迟者，此胸中实，不可下也，当吐之。若膈上有寒饮，干呕者，不可吐也，当温之，宜四逆汤。

本条并不是从太阳的表通过后通路逆行而直中肾者，但是，也并非从太阳病等传变到胸、膈而成"胸中实""膈上有寒饮"那样，而是和霍乱病一样，从口鼻直接到胃、胸、膈。这不是传变的结果，而是邪气直接到达胃、胸、膈，从病的发生机制来看和"直中"很相近，所以这里特别提出来。

寒邪不仅损伤胃，也损伤肾的阳气，胃中产生的寒饮由于守胃机能的失调，从胃向膈迫出，而成"膈上有寒饮"，当以四逆汤温之来治疗。

$$
\begin{cases}
\text{胸中实：实证}\cdots\cdots\cdots\text{瓜蒂散} \\
\text{膈上有寒饮：虚证}\cdots\cdots\text{四逆汤}
\end{cases}
$$

霍乱病的四逆汤证（第 388、389 条）、通脉四逆加猪胆汁汤证（第 390 条）都是从口鼻进入胃中的邪气迅速深入到肾所引发的症状。

$$
\text{口、鼻}\rightarrow\text{胃}\rightarrow\text{肾}
$$

这同样也不是通过传变进入肾，而是邪气直接从口鼻进入内部而生。

（二）少阴热证

对少阴热证重新进行思考

如前述，少阴寒证的关联脏腑有脾、胃、小肠、肾，而阴阳失调还有一个结果，出现热证者就是少阴热证。少阴热证的关联脏腑和少阴寒证一样，可以举出脾、胃、小肠、肾，二脏二腑，但最重要的是"肾"。少阴热证的病理中心在于肾阴虚、内热、阳亢，另外也有虚热向实热转化者。

少阴直中的处方，有黄连阿胶汤、大承气汤，由传变而来的处方则有猪苓汤、猪肤汤。

直中引起的少阴热证
少阴直中的热证

少阴病篇中出现的处方中，属于直中引起的热证者，有第303条的黄连阿胶汤，第320、321、322条的大承气汤。

黄连阿胶汤是仅记载于少阴病篇的处方，大承气汤则本来是阳明的处方。一般，由太阳、少阳传变而成的大承气汤证，阳明胃热盛，胃的津液被烧灼，严重时不光是胃，甚至会波及到肾，但即便损伤及肾，在《伤寒论》中也是被归纳入了阳明病的范畴。

太阳⎱
少阳⎰ ——→ 阳明胃热热 ——→ 胃阴↓ ——→ 肾阴↓

应当如何思考少阴的大承气汤证？

第320条"少阴病，得之二三日，口燥，咽干者，急下之，宜大承气汤。"和前文一样，"得之⋯⋯日"表示是少阴直中，即寒邪从后通卫气的支配领域直接侵入下焦、肾，急速化热而伤阴。从

"口燥，咽干者"可看出，不仅胃阴，肾阴（真阴）也受到了重大损伤。

一般来说，太阳到阳明的传变需要数日，但是第 320 条的直中化热证只有短短二三日，很可能在于病人的身体情况也存在特殊性。比如原本就有肾阴不足、呈虚热的状态，当伴随肾的气化不佳、后通卫气减少的时候，就可以预见会有寒邪直中的情况出现。

而第 321 条则没有日数的记载，第 322 条是"六七日"，但是这里故意冠上少阴的名，会不会是表示其传变路径和一般的阳明病有差异呢？也就是说，接在第 320 条的"少阴直中"后没有"得之……日"的记载，则可以假设这两条条文中，邪的侵入路径是一样的。

第 321 条从"自利清水""口干燥者"可以看出真阴（肾阴）受到了重大损伤。第 322 条从日数来看，符合从太阳传变而来的阳明病，虽然只有"腹胀""不大便者"的症状记载，反而冠上少阴的名，是因为其肾阴虚内热的状态比起"二三日"就急速化热伤阴者，虽然在程度上要轻，但经过了"六七日"，化热伤阴逐渐加重，最终还是损伤到真阴（肾阴）。

但最后从病理上来看，阳明也好，少阴也罢，其传变路径虽然不同，也有相近的部分存在。

```
┌ 阳明病：热实（胃）伤阴
└ 少阴病：肾阴虚内热→化热伤阴
```

因此，不拘泥于"阳明""少阴"这样看似完全相反的名称，同样都使用了大承气汤。只是相对而言，少阴的大承气汤证与真阴枯竭有更直接的关系，更加容易发展成重症。

阳明、少阴的大承气汤证的鉴别点在于"口燥咽干""口干燥"。口干而不饮水是少阴的大承气汤证的特征，阳明的大承气汤证则没有"口干"等记载。但若是阳明病伤阴程度加重的话，发展成为真阴枯竭，也会成重症。

关于"口燥""口干""口干燥"

"口燥""口干"是真阴变得枯竭而引起的，口中津液不足，口干但不饮水。

少阳病中的"咽干"则是由胆、膈之热而生，同样是"咽干"，但病理机制不同。

白虎加人参汤证的"渴"则如下：第26条"大烦渴不解"、第168条"大渴，舌上干燥而烦，欲饮水数升"、第169条"口燥渴"、第170条"渴欲饮水"，都是口渴且饮大量水，这点和"口燥""咽干""口干燥"有很大差异。

1. 大承气汤证的"急下存阴"法

急下之宜

《伤寒论·阳明病篇》：第252条、253条、254条

《伤寒论·少阴病篇》：第320条、321条（可下），322条 ⎫6条

《金匮要略》：呕吐哕下利病脉证治第十七

第37、38条　2条

《伤寒论》

第252条　伤寒六七日，目中不了了，睛不和，无表里证，大便难，身微热者，此为实也。急下之，宜大承气汤。

第253条　阳明病，发热，汗多者，急下之，宜大承气汤。

第254条　发汗不解，腹满痛者，急下之，宜大承气汤。

第320条　少阴病，得之二三日，口燥咽干者，急下之，宜大承气汤。

第321条　少阴病，自利清水，色纯青，心下必痛，口干燥者，

可下之，宜大承气汤。

第322条　少阴病，六七日，腹胀，不大便者，急下之，宜大
承气汤。

《金匮要略·呕吐哕下利病脉证治第十七》

第37条　下利三部脉皆平，按之心下坚者，急下之，宜大承
气汤。

第38条　下利脉迟而滑者，实也，利未欲止，急下之，宜大
承气汤。

　　第252条是里热盛，津液大量消耗，"目中不了了，睛不和"
（眼睛朦胧无光）也就是意识水平低下的状态，这是重证，当用"急
下存阴"法。

　　第253、254条分别有"汗多者""发汗不解"，与一般的阳明热
证相比，出汗流失了更多的津液，当急下阳明之热而守阴。

　　少阴病第320条，因直中路线而来的化热伤阴发展迅速，当急
下存阴。

　　少阴病第321条"自利清水"和《金匮要略》的两条"下利"
条文，由于"下利"，比起单纯的阳明热证，失去的津液更多，虽下
利，反而更要急下存阴。而《金匮要略》的两条都有"急下之，宜
大承气汤"，怎么看都不像是处理杂病的，处理对象应当是急性疾
患，因此应该归入阳明病篇。（从条文内容上看，不是少阴）

　　第322条，成少阴病后经过六七日，出现"腹胀，不大便"。阳
明病仅仅有"腹胀，不大便"的话，是没有必要特意放进少阴病篇
且"急下之"的。所以我们还是认为本条是从直中路线化热，不仅
胃阴，肾阴也受损，因此急下存阴。

　　*第321条在宋版中是"可下之，宜大承气汤"，《金匮玉函经》
和《注解伤寒论》中则是"急下之，宜大承气汤"。关于第321条，

我认为这是少阴病，"急下之"更为合理。

这里的阳明病三条、少阴病三条、《金匮要略》呕吐哕下利病脉证治第十七的两条，总计八条出现了"急下之，宜大承气汤"的"急下存阴法"，与一般的大承气汤证相比，这里损失了更多津液，有真阴消耗的危险或者已经损伤到真阴。

> 阳明病：里热→伤阴→真阴（↓）
> 少阴病：阴虚内热→里热→伤阴→真阴（↓↓↓）

综上，我们要看到在《伤寒论》中，不仅重视胃、肾的阳虚（四逆汤、白通汤类）治疗，见真阴损伤的肾阴虚之重症也当引起重视。因为这些重症例会导致亡阳而死或真阴枯竭而死亡。

下面是一则用"急下存阴法"起效的病例。

［症例］不明热
71 岁男性，体重 60kg，身高 169cm
初　诊：20XX 年 7 月 30 日
既往史：70 岁疱疹性脑炎，之后右半身不完全麻痹
现病史：从 20XX 年 6 月末开始 37℃左右的微热。7 月 22 日开始 38～39℃，7 月 25 日开始 38.5～39℃的高热，于某医院就诊。胸部 X 射线、血液检查无任何异常（CRP 0.1mg/dL），服用对乙酰氨基酚 200mg 6 片／日（分 3 次），然而发热仍持续，故来本院就诊。
体格检查：上午 11 时　体温 38.9℃，SpO$_2$97%，脉搏 95 次/分
口干（+），但是几乎不能摄入水分，食欲（↓↓），意识模糊、几乎无法回答问题，倦怠感（+），身热（+），7 日大便不出。
脉：六部轻按、重按皆滑数

舌：红、苔黄腻　部分干燥

本院检查：CRP 0.04mg／dL，WBC 3400／μL（Seg 61.5％），UN 31mg／dL↑，CRE 0.73mg／dL，TP 7.4g／dL↑，ALB 5.2g／dL↑（脱水（＋））

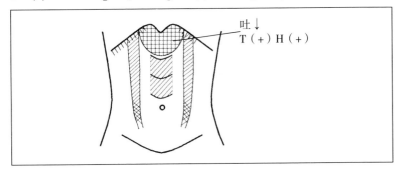

图22

辨证：7月22日开始成高热，伤阴化热，当是阳明胃热伤阴（后改为少阴大承气汤证），首先投与大承气汤。

处方：①大黄6g，硫苦6g，厚朴9g，枳实9g，6剂。

7月31日晨起，每2小时服用半剂。服用计5剂时，8月1日白天，先下大量黑色硬便，2小时后下大量水样便，一时热解，36.6℃。

8月2日，虽全身状态见好，仍有发热，37～38℃。

处方：②白虎加人参汤加味

石膏100g，知母15g，党参12g，玄参15g，麦门冬15g，半夏12g，瓜蒌仁、根各10g，柴胡10g，芍药15g，生甘草6g，1天量

8月3日，发热36.3℃

处方②中石膏减量至60g，继续投与3日。

8月6日（第2诊）

发热无，意识清明，但没有食欲。此4日大便不出。

脉：浮软滑，按细涩无力。舌：红，镜面舌。

辨证：气阴两虚，兼痰。

处方：③生脉散合三才汤加小陷胸汤加味

党参15g，麦门冬12g，熟地黄9g，北沙参15g，五味子6g，半夏12g，贝母10g，缩砂仁6g，生甘草5g

④调胃承气汤颗粒3.0

大黄末0.5g，硫苦1.5g，睡前服　7日量

③④调理后治愈。

<总结>

无外邪（病毒、细菌等）侵袭，在夏日由于食欲不振、水分摄取过少而脱水，由内伤引起阴虚内热（微热期）。其后内热亢进，发高热38～39℃持续10日，还有大便7日不出。

一开始考虑是阳明胃热、伤阴，虽"口干"但无法摄取水分等，实际上是真阴有损伤的少阴大承气汤证。原本就有肾阴虚、内热，7月22日化热开始亢进，而成少阴直中的大承气汤证。

如本案这样，没有明显的外邪（表证）存在而发热的病证，过去称之为"伏气温病"。

从结果来看，服用大承气汤总计5剂（大黄30g，硫苦30g，厚朴45g，枳实45g）的时候，排便大量、热解、全身状态改善，这正是"急下存阴法"起效的一例。

2. 黄连阿胶汤

《伤寒论》

第303条　少阴病，得之二三日以上，心中烦，不得卧，黄连阿胶汤主之。

　　　　方　黄连四两　黄芩二两　芍药二两　鸡子黄二枚　阿胶三两，一云三挺

　　　　上五味，以水六升，先煮三物，取二升，去滓。内胶烊尽，小冷。内鸡子黄，搅令相得。温服七合，日三服。

原本就处于阴虚状态的人，邪气从后通卫气的领域逆行，直中、侵入肾，二三日左右即化热。因此肾阴虚状态恶化，成阴虚内热，内热亢进变成热邪（虚实夹杂）。热也传至膈、胸、心，所以"心中烦""不得卧"。但是，程度比少阴大承气汤证要轻。

阿胶、鸡子黄属血肉有情之品，芍药引药入肾，补肾阴，肾阴得补则心阴亦润。黄连、黄芩清上焦心、胸、膈之热。

传变引起的热证少阴病

3. 猪苓汤

《伤寒论》

第 319 条　　少阴病，下利六七日，咳而呕，渴，心烦，不得眠者，猪苓汤主之。

　　　　　　　　方　猪苓去皮　茯苓　阿胶　泽泻　滑石各一两

　　　　　　　　上五味，以水四升，先煮四物，取二升，去滓，内阿胶烊尽，温服七合，日三服。

〈参考〉

第 284 条　　少阴病，咳而下利，谵语者，被火气劫故也。小便必难，以强责少阴汗也。

第 293 条　　少阴病，八九日，一身手足尽热者，以热在膀胱，必便血也。

《经方医学·第三卷》中，第 319 条的解说如下：

　　胃、小肠中的水液代谢功能失调，水虽然从口进入胃中，但几乎没有被利用，原封不动就通过了，而小肠将浊分为大便、小便的泌别功能也失调，直接从胃过来的水不是向膀胱而是去往大肠，所以"下利"。

　　无法产生胃津则胃中渴，故有"渴"，胃津不足又引起胃热（虚热），胃气不守，向上方的胸、肺移走，故"心烦不得眠""咳"，从直达路逆行而上到口则"呕"。

少阴病下利六七日

"少阴病，下利六七日"描述的是传变成少阴病后经过六七日时的病情。

那么，开始时的少阴病是虚寒还是虚热？

若是虚寒的少阴病，下利持续六七日的话，虚寒的状况应当是加重的。因此，应当认为这是虚热伤阴的少阴病，下利持续六七日，津液随之大量流失，导致阴虚的程度进一步恶化。

下利流失了大量的津液，在小肠第二分别作用时，将应当从小肠→大肠排出的水按小肠→膀胱诱导的话，津液的损失就会随之减少。这便是滋阴利水法的含义。

简要地说，少阴的猪苓汤处理的是在有一定阴虚存在的基础上出现持续下利，为了防止阴虚程度加重而使用的。

少阴病的定义前面已经提过，这里再次叙述如下：

1）阳虚：脾、胃、肾、小肠的阳虚

2）阴虚：胃、肾、膀胱、小肠的阴虚

尤其是真阴（肾阴）耗损或者相关联的伤阴

少阴病的意义

《经方医学》第3卷中省略了为何称为"少阴病"的说明。至少从病位仅在胃、小肠、膀胱来看，像第223条那样归入阳明病就好，所以这里在思考第319条时，需要参考第284条、293条。

第284条是用"火"强迫发汗（强责少阴汗）。发汗后，后通卫气之津流失尤为严重，肾、膀胱则呈阴虚内热之象，虚热亦传至胃、小肠。胃因热不守，一部分胃气过剩而上移，胸、心包被热迫而"谵语"，肺被热迫而宣散肃降功能失调则"咳"，小肠有热，分别功能失调则"下利"。关于"小便必难",可能有三点原因:①原本就阴虚而津液少;②因小肠泌别功能失调,浊几乎都流入大肠,而非膀胱;③肾的气化不足引起肾的开阖不利。

第293条,传变结果是成少阴病,经过八九日化热后,不仅胃,肾、膀胱都有虚热。胃、肾阴虚引起虚热,胃气不守,肌气和脉外之气过多地外出,肌、肉带热,即"一身手足尽热"(阴虚内热)。另外因膀胱有虚热,膀胱的络脉损伤,所以"便血"(血尿)。

对第284、293条进行思考,就可以发现是将虚热波及肾、肾阴受损者作为少阴病来理解的。虽然不是会引起真阴枯竭的重症,但若波及肾阴,即可作为少阴病。

综上,不仅直中后化热,从一般的传变路线也可以发展为热证的少阴病。

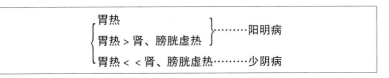

咳而呕渴

<参考>

《黄帝内经·素问》 <咳论>

岐伯曰:"五脏六腑皆令人咳,非独肺也。"

"脾咳不已,则胃受之。胃咳之状,咳而呕,呕甚则长虫出。"

本条文的病理中心在肾,但《内经》中"胃咳"是"咳而呕","咳而呕渴"直接的病理在于胃。胃的津液不足所以"渴",胃阴虚有虚热,所以胃的守胃作用失调,胃气突发性上升至肺而"咳",此时通过直达路上逆到口则"呕"。(见图23)

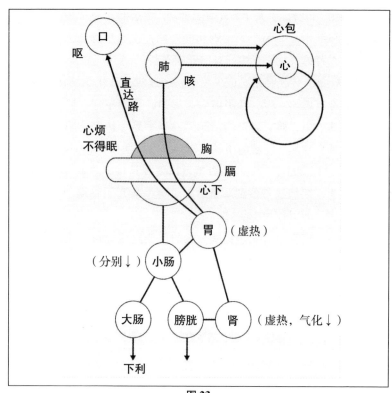

图 23

猪苓汤中利水剂的效用

茯苓

《本经》味甘，平。主胸胁逆气，忧恚，惊邪，恐悸，心下结痛，寒热，烦满，咳逆，止口焦舌干，利小便。

《别录》无毒，止消渴，好睡，大腹淋沥，膈中痰水，水肿淋结，开胸府，调藏气，伐肾邪，长阴，益气力，保神守中。

泽泻

《本经》味甘，寒。主风寒湿痹，乳难，消水，养五脏，益气力，肥健。久服耳目聪明，不饥，延年，轻身，面生光，能行水上。

《别录》味咸，无毒。主补虚损五劳，除五藏癖满，起阴气，止泄精，消渴，淋沥，逐膀胱三焦停水。

滑石

《本经》味甘，寒。主身热，泄澼，女子乳难，癃闭，利小便，荡胃中积聚寒热，益精气。久服轻身，耐饥，长年。

《别录》大寒，无毒。通九窍六腑津液，去留结，止渴，令人利中。

猪苓

《本经》味甘，平。主痎疟，解毒，辟蛊疰不详，利水道。久服轻身能老。

《别录》味苦，无毒。

茯苓、泽泻、滑石并不单纯是利水，还能促进水的循行，将其运送至水液不足的地方。

茯苓：《本经》：止口焦舌干

　　　《别录》：止消渴，长阴

泽泻：《本经》：能行水上

　　　《别录》：起阴气，止消渴

滑石：《本经》：（一）

　　　《别录》：通九弯六腑津液，止渴

另外，还有提高肾的气化的作用。

茯苓：《本经》：（一）

　　　《别录》：调藏气，长阴

泽泻：《本经》：养五藏

　　　《别录》：补虚损五劳，起阴气，止泄精

滑石：《本经》：益精气

4. 猪肤汤

《伤寒论》

第310条　少阴病，下利，咽痛，胸满，心烦，猪肤汤主之。

　　　　方　猪肤一斤

　　　　上一味，以水一斗，煮取五升，去滓，加白蜜一升，白粉五合，熬香，和令相得，温分六服。

猪肤：猪的皮肤。

《中药大辞典》：水分46%，蛋白26.4%，脂肪22.7%，灰分0.6%。

白粉：白米粉

由于胃、小肠、肾阴虚，小肠的第二分别功能失调，所以下利，下利又使阴分进一步不足，胃肾阴虚而生虚热，虚热上逆而阳亢，所以产生了咽痛、胸满、心烦。

猪肤、白蜜、白粉可补胃、小肠、肾阴。

和少阴猪苓汤证的比较

少阴猪肤汤证、少阴猪苓汤证两者都不是直中，而是由传变而来的伤阴证，其共同的症状是"下利"和阴虚阳亢引起的"心烦不得眠""咽痛、胸痛、心烦"，而区别的点在于，猪肤汤证是因阴虚引起小肠第二分别功能失调而"下利"，猪苓汤证则是"下利"使得阴虚的情况进一步恶化。

刚才讲到猪肤汤证是化热伤阴，因此而"下利"。一般情况下，化热伤阴时，大便中的津液流失，大便会变硬甚至便秘。但是猪肤汤证中，伤阴波及到胃、小肠、肾，小肠的分别作用失调而成"下利"。

虽然没有猪肤汤的使用经验，但对于这样的病例，张锡纯（《医学衷中参西录》）以山药为中心的处方也是有效的。

$$\begin{cases} \text{一味薯蓣饮} & \text{山药四两} \\ \text{加味天水散} & \text{山药一两，滑石六钱，甘草三钱} \end{cases}$$

$$\text{当时的} \begin{cases} \text{一两} & 37.3g \\ \text{一钱} & 3.7g \end{cases}$$

四、厥阴病

《伤寒论·辨厥阴病脉证并治第十二》中有第 326～381 条总计 56 条条文。其中，冠有厥阴之名的条文只有 4 条，而且《金匮玉函经》中，这 4 条在"辨厥阴病形证治第九"中，其他条文则被归入"辨厥利呕哕病形证治第十"加以区别（宋版也以小字作"厥利呕哕附合一十九法方一十六首"）。

《伤寒论》

> 第 326 条　厥阴之为病，消渴，气上撞心，心中疼热，饥而不欲食，食则吐蛔，下之利不止。
>
> 第 327 条　厥阴中风，脉微浮为欲愈。不浮为未愈。
>
> 第 328 条　厥阴病欲解时，从丑至卯上。
>
> 第 329 条　厥阴病，渴欲饮水者，少少与之愈。

《金匮要略·消渴小便利淋病脉证并治第十三》第 1 条"厥阴之为病，消渴，气上冲心，心中疼热，饥而不欲食，食即吐，下之利不止"，和这里的第 326 条的条文内容几乎一样。只是，《金匮要略》是"食即吐"，不是"食则吐蛔"。

另外，以"下利"开始的条文中第 360 条、361 条、362 条、363 条、364 条、365 条、366 条、367 条、368 条、370 条、371 条、372 条、374 条、375 条共 14 条（但是 371 条是热利），以"呕"开始的条文中第 376 条、377 条、378 条、379 条共 4 条及"哕"的第 381 条，计 19 条，和《金匮要略·呕吐哕下利病脉证治第十七》是重合的。

关于"厥"的意思，《大汉和辞典》和《字通》解释如下：

厥

《大汉和辞典》第2卷

1. 掘石；2. 发掘；3. 尽力；竭力；4. 推撞（猛推）；5. 病名发晕；6. 其；7. 助词；8. 调整句调；助词；9. 短的；10. 石头之名；11. 动摇貌；12. 通"蹶"；13. 通"橛"；14. 古作身，乒身；15. 姓。

《字通》

1. 用刻刀雕刻，雕刻；2. 其，指示代名词，领格；3. 通"蹶"，动摇；4. 通"歇""竭"，用尽。

《黄帝内经·阴阳应象大论》中有"重阴必阳，重阳必阴"，即阴到达极点则向阳转化，阳到达极点则向阴转化。"厥"若作"尽"的意思，即为阴尽则转化为阳，阳尽则转化为阴的含义。当某种极性极尽的时候，则向其相对的极性变化。

厥阴病篇分类如下：

①厥热往来（a. 厥后发热，b. 发热后厥），②寒热错杂证，③厥，④下利，⑤呕，⑥哕。

其中只有①的"厥"取原本的含义——某种极性极尽而向其相反极性变化。因此，原本的厥阴病是①，其他的②～⑥是为了方便而归入厥阴病篇的（某个时代被人篡改的，另外也有很多条文引用自《金匮要略》）。

第326条是厥阴病的总纲。但是，本条的分类不是①，而是②。

第338条叙述了脏厥和蛔厥2种证，脏厥属③，为死证。由

"脉微而厥，至七八日肤冷，其人躁，无暂安时者"可看出这是阳气即将耗尽、处于危险状态的"少阴病"。蛔厥属于③，是乌梅丸的适应证。

厥、厥逆、厥冷、下利（下利清谷），或者发热（里寒外热）同时存在的话，没有极性的变化，属于③，是应当归入少阴病的条文。条文如下：

第343条、344条、345条、346条、347条、348条、349条、353条、354条、362条、364条、366条、368条、370条、377条

另外，第372条"下利腹胀满……"如前述，归入太阴病篇更为合适。

1. 厥热往来

如前所述，厥阴病是"厥"和"发热"交互发作的"厥热往来"。这里的"厥热往来"和少阳病的"寒热往来"是相对应的。

厥阴病：厥冷—发热交互发作

少阳病：恶寒—发热交互发作

进一步看条文的话，可以看出有以下2种：

①"厥"在开始的数日发作，随后"发热"持续数日

②"发热"首先发作数日，随后"厥"持续数日

①的类型是从少阴直中变为阳明者，②类是阳明开始传变到少阴者。下面，我们对照条文来依次考察。

2. 包含厥热往来的条文

第331条　伤寒先厥后发热而利者，必自止，见厥复利。

第332条　伤寒，始发热六日，厥反九日而利。凡厥利者，当不能食。今反能食者，恐为除中，食以索饼。不发热者，知胃气尚

在，必愈。恐暴热来出而复去也。后三日脉之，其热续在者，期之旦日夜半愈。所以然者，本发热六日，厥反九日，复发热三日，并前六日，亦为九日，与厥相应，故期之旦日夜半愈。后三日脉之，而脉数，其热不罢者，此为热气有余，必发痈脓也。

第334条　伤寒，先厥后发热，下利必自止。而反汗出，咽中痛者，其喉为痹。发热无汗，而利必自止。若不止，必便脓血。便脓血者，其喉不痹。

第336条　伤寒病，厥五日，热亦五日，设六日当复厥。不厥者自愈。厥终不过五日，以热五日，故知自愈。

第341条　伤寒发热四日，厥反三日，复热四日。厥少热多者，其病当愈。四日至七日热不除者，必便脓血。

第342条　伤寒厥四日，热反三日，复厥五日，其病为进。寒多热少，阳气退，故为进也。

　　<参考>　热厥

第335条　伤寒一二日至四五日厥者，必发热。前热者，后必厥。厥深者热亦深，厥微者热亦微。厥应下之，而反发汗者，必口伤烂赤。

这里的7条条文中，第331条、332条、334条、336条、341条、342条共6条是厥热往来，相当于厥阴病。

第335条是"热厥"，和第350条"伤寒脉滑而厥者，里有热，白虎汤主之"相近，因此不是厥热往来。

作为补充，第331条、336条记载了由厥热往来而来的2种变化类型。

第331条　先厥后发热而利者，必自止，见厥复利。

1）厥→发热……自止

2）厥→发热→厥……复利

第 336 条

1）厥五日，热亦五日，不厥者自愈

2）厥五日，热亦五日。设六日当复厥……病进

3. 厥热往来的几种模式

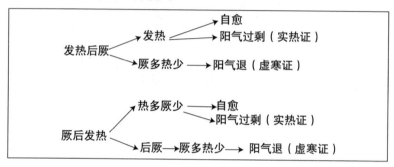

发热和厥每经过一定日数就交互出现。若发热和厥的日数大致一样的话，就会自然治愈；若发热的日数多于厥的日数，则为阳气过剩，将转化为实热证；若厥的日数多于发热日数，则病情恶化、阳气衰退，将成虚寒证（少阴病）。

厥阴病中的发热，和少阴病四逆辈证中的真寒假热或者亡阳引起的发热，病理是不一样的。厥阴病中"发热"时为阳明病，"厥"时为少阴病，也就是说，阳明病（实热）和少阴病（虚热）交互发生，若阳气恢复得当则治愈，阳气过剩则成实热证，阳气衰退则病情危险而成虚寒证（少阴病）。

厥阴这一词语本来的意思是，阴尽而向阳转化之态。

虚寒（厥利）→阳气回复→发热

但是，反过来发热→阳气衰退→虚寒这样的模式也可认为是厥阴病。

作为治法，处于"厥"的期间可用四逆、白通辈，"发热"的

期间用白虎、承气辈；对于阳回过剩，"发痈脓""咽中病者，其喉为痹""便脓血"，可以用清热解毒、利湿等治法处理，比如对于"热利下重"则有白头翁汤，可以说比起厥阴病，这更是一张处理实热（下焦湿热）的处方。

综上，原本的厥阴病是指"厥"和"发热"交互出现者，可以说除此以外的条文都是为了方便而归入厥阴病篇的。

附

篇

一、《伤寒杂病论》的成书

《伤寒杂（卒）病论》是在公元 200 年左右，张仲景"乃勤求古训，博采众方，撰用《素问》《九卷》《八十一难》《阴阳大论》《胎胪药录》并《平脉辨证》，为《伤寒杂病论》，合十六卷……"，以各种经典为蓝本而编集而成。仲景的序中虽然并未记载，但根据林亿等在《伤寒论》序中提到"……故晋皇甫谧序甲乙针经云，伊尹以元圣之才，撰用神农本草，以为汤液，汉张仲景论广汤液，为十数卷，用之多验。近世太医令王叔和，撰次仲景遗论甚精，皆可施用，是仲景本伊尹之法……"，说明仲景的《伤寒论》从伊尹的《汤液经》中撰用了很多处方。

以下举出一些《汤液经》（《辅行诀》）的处方，以及与此相近的仲景处方作为参考。

1.《辅行诀》和《伤寒论》《金匮要略》

《辅行诀》是公元 500 年左右，陶弘景从《汤液经》（后汉以前的书，《汉书·艺文志》中有记载）的三百六十首处方中，收集了六十首而成。

《汤液经》本身已经丢失不传，但从 1900 年敦煌出土的《辅行诀》，我们还能看到其处方的一部分（六分之一）。

另外，一般认为《汤液经》是伊尹所作，伊尹是商（BC16 ~ 11世纪）时代的人，但实际上并不是《汤液经》的作者。和黄帝—《内经》、神农—《本草经》一样，伊尹—《汤液经》，是一种冠名。

《辅行诀脏腑用药法要》 外感天行经方之治	《伤寒论》《金匮要略》
小阳旦汤	桂枝汤
大阳旦汤	黄芪建中汤
小阴旦汤	黄芩汤加生姜
大阴旦汤	小柴胡汤加芍药
小青龙汤	麻黄汤
大青龙汤	小青龙汤
小白虎汤	白虎汤
大白虎汤	竹叶石膏汤去人参加生姜
小朱雀汤	黄连阿胶汤
大朱雀汤	黄连阿胶汤加人参干姜
小玄武汤	真武汤
大玄武汤	真武汤合人参汤

《辅行诀脏腑用药法要》	《伤寒论》《金匮要略》
大泻肝汤	大柴胡汤去半夏柴胡大枣加甘草
小补心汤	栝楼薤白半夏汤
小泻心汤（麻沸）	泻心汤（麻沸）
小泻脾汤	四逆汤
小补脾汤	人参汤
泻心汤	半夏泻心汤去半夏大枣
建中补脾汤	小建中汤

2. 《辅行诀》的处方内容（举一部分作为参考）

小阳旦汤……桂枝汤

桂枝三两，芍药三两，生姜三两，甘草炙，二两，大枣十二枚

大阳旦汤……小柴胡汤（甘草三两）

柴胡八两，人参、黄芩、生姜各三两，甘草炙，二两，芍药四两，大枣十二枚，半夏一升

小青龙汤……麻黄汤（杏仁七十个，甘草一两）

麻黄三两，杏仁半升，桂枝二两，甘草炙，一两半

小白虎汤……白虎汤（石膏一斤）

石膏如鸡子大，知母六两，甘草炙，二两，粳米六合

大白虎汤……竹叶石膏汤（竹叶二把，石膏一斤，麦门冬一升，人参二两）

石膏如鸡子大，麦门冬半升，甘草炙，二两，粳米六合，半夏半升，生姜二两，竹叶三大握

张仲景在著《伤寒论》时，如前所述，从《汤液经》处方中选撰了很多处方，但将《汤液经》中的处方名改变，其内容和用量也稍有变动。另外，《汤液经》中以"治天行（病）发热""治天行热病"开头的条文，变成"太阳中风""太阳病"等。

《辅行诀》小阳旦汤。治天行病发热，汗自出而恶风，鼻鸣，干呕者。

《伤寒论》第 12 条　太阳中风，阳浮而阴弱，阳浮者，热自发。阴弱者，汗自出。啬啬恶寒，淅淅恶风，翕翕发热，鼻鸣干呕者，桂枝汤主之。

《辅行诀》小青龙汤。治天行，发热，恶寒，汗不出而喘，身疼痛，脉紧者方。

《伤寒论》第 35 条　太阳病，头痛，发热，身疼，腰痛，骨节疼痛，恶风无汗而喘者，麻黄汤主之。

第 46 条　太阳病，脉浮紧，无汗，发热，身疼痛……麻黄汤主之。

《辅行诀》小白虎汤。治天行热病，大汗出不止，口舌干燥，饮

水数升不已，脉洪大者方。

《伤寒论》第 26 条　服桂枝汤，大汗出后，大烦渴不解，脉洪大者，白虎加人参汤主之。

3. 关于六经

《汤液经》（《辅行诀》）中，以"治天行（病）发热""治天行热病"等开始条文的叙述。而《伤寒论》则加上了太阳、阳明、少阳、太阴、少阴、厥阴六经。这正是张仲景本着"勤求古训，博采众方"的宗旨，参考《汤液经》等，在此基础上创出了新的六经概念。

六经在急性、热性疾患的治疗中非常有效，从古至今使用广泛，但即便是处理急性、热性疾患常用的处方，也有很多与六经并不匹配。对于伤寒来说，行发汗、吐、下法（包括正治、误治）后，发生阴阳失调，其病证必定是与六经对应不上的，或者病在进行过程中发生阴阳失调，其病证也多与六经对应不了。

示例如下：

（1）麻杏甘石汤

第 63 条　发汗后，不可更行桂枝汤。汗出而喘，无大热者，可与麻黄杏仁甘草石膏汤。

第 162 条　下后，不可更行桂枝汤。若汗出而喘，无大热者，可与麻黄杏子甘草石膏汤。

对于太阳病，行发汗法（正治或误治）或者下法（误治），即便有"汗出"，也已经不是桂枝汤证了。

邪经过胸向肺行进

①皮→上膈→胸→肺

②肌→下膈→上膈→胸→肺

因此，成"喘""无大热者"。如果邪沿着肌→下膈→心下→胃的路径行进，则不是麻杏甘石汤证。麻杏甘石汤证不属于太阳、少阳、阳明中的任何一经，而是肺热证。

（2）十枣汤

第152条　太阳中风，下利，呕逆，表解者，乃可攻之。其人漐漐汗出，发作有时，头痛，心下痞硬满，引胁下痛，干呕，短气，汗出不恶寒者，此表解里未和也，十枣汤主之。

《金匮要略·痰饮咳嗽病脉证并治第十二》病悬饮者，十枣汤主之。

＜参考＞饮后水流在胁下，咳唾引痛，谓之悬饮。

第152条，病是从急性热性疾患开始的，但和《金匮要略》一样变成了悬饮病。因此，也不属于太阳、少阳、阳明。

（3）栀子豉汤类

这也是以"胸中无形之热"为病因，不属于太阳、少阳、阳明。

（4）苓桂剂

用于治疗上冲、奔豚等的苓桂术甘汤、苓桂甘枣汤、苓桂味甘汤等也是如此，肾的气化作用略微减弱，产生肾水上冲而成，并非少阴病。

以上举了一些不属于六经的处方例子，除此之外还有很多。

即便《伤寒论》不是所有处方都适用六经的概念，对急性热性疾患进行思考后，将疾病走向分为6个路径（六经）的分类方法对后世人来说是非常有用的。

二、度量衡，尤其是衡

春秋战国时代开始，经过秦至后汉，出土的砝码（石、铜、铁）重量一斤大约是 240～250g，到了隋，一斤则变成其 3 倍重量。但因此也产生了一些不便，结果就是采用了大制、小制 2 种衡制，小制的一斤和以前的一斤近乎相当。唐也是一样，采用大制、小制 2 种衡制。因此，春秋战国时代到隋唐（小制）的千数百年间，一斤几乎保持了相同的重量。

到了唐的时代，则规定汤药的重量测定采取小制[1][2]。因此，神农秤至少在唐代并没有被使用。

而在日本的 16 世纪，在后藤家制作砝码之前，基本上是原封不动地沿袭了中国的计量制度，正仓院所藏药物中，平安时代的一两的重量，根据岩田的研究，标准偏差为 $14.2 \pm 1.8g$[5]，另外笛木等人通过精密的实验认为一两是 14g，完全否定了江户时代狩谷棭斋的主张（神农秤和其他）[6][7]。

综上，《伤寒论》中的一两是 14～15g，这一点应当作为事实得到认可。

一斤的重量（中国古代度量衡图集[2]）

	一斤
春秋　BC770～403 年	220～230g
战国　BC403～221 年	250g
秦　BC221～206 年	250g
前汉　BC202～AD8 年	240～250g
新　AD8～23 年	250g
后汉　AD25～220 年	236～250g
隋　AD599～618 年	
唐　AD618～907 年	大 660g，小 220g

一斤	250g	一两	15.6g
	240		15.0
	236		14.8
	230		14.4
	220		13.8

【文献】

①吴承络《中国度量衡史》商务印书馆，1937 年 2 月第 1 版，1993 年 7 月影印第 1 版

"晋书律历志曰：'元康中，裴頠以为医方人命之急，而称两不与古同，为害特重，宜因此改治权衡，不见省。''医药用，衡劝之制，必求合古，故唐以小制定为合汤药之用。'"

②印隆他编，山田庆儿等译：中国古代度量衡图集.みすず書房

"度量衡分为大、小两种，……小两的三两等于大两的一两。官民日常均使用大制……汤液的调合……使用小制。"

③桑本崇秀：关于伤寒论的分量.日本东洋医学会志18 卷4 号，1968 年

④长泽元夫：关于所谓的神农秤.药史学杂志5 卷1 号，1970 年

⑤岩田重雄：汉方药的药用量.第六回计量史摸索会，1984 年11 月10 日，转载自发表用资料

⑥笛木司：探讨关于基于敦煌本的本草经集注的权衡制和方寸匕的量.日本东洋医学会志65 卷1 号，2014 年

⑦笛木司：探讨宋版伤寒论的权衡.日本东洋医学会志65 卷2 号，2014 年

1. 关于日本画的颜料

现代的日本画界中，颜料的单位是一两、二两，一两为15g。

日本画的颜料和部分汉方药是共通的。《神农本草经》中丹砂

（朱砂、辰砂）（HgS）、铅丹（Pb_3O_4）、代赭（Fe_2O_3）是赤色的，雄黄（AsS）、雌黄（As_2S_3）是黄色的，绿青（$Cu_2(OH)_2CO_3$）是绿色的，空青（绀青）（$Cu_3(OH)_2(CO_3)_2$）是蓝色的，铅白（$2PbCo_3$，$Pb(OH)_2$）、石膏（$CaSO_42H_2O$）是白色，均作为颜料使用。

日本和中国、朝鲜半岛的交流自古就有，颜料相关的记载就有：238 年，魏国送给卑弥呼珍珠（HgS）和铅丹（Pb_3O_4）；610 年，据《日本书纪》记载，第二十二代推古天皇的时代时，高丽僧昙徵造出了彩色（颜料）和纸墨。

汉方药和颜料中有相当一部分是从中国用同样的权衡制进口的，作为延续，日本画界即便现今也沿袭着一两 15g 的习惯。

综上，汉方界以一两 14～15g 也是非常合乎情理的。

【文献】

绘具讲座（第 2 讲）"颜料的历史"色材 75（4）189～199，2002 年

2. 关于石膏如鸡子大

东南亚有一种赤色野鸡，在野外生息。经过中国、朝鲜，在 BC3 世纪前后已经传到日本。从出土的弥生时代的鸡来看，我们发现要比现代的鸡体型小。

江户时代进行了品种改良，通过和外国产的鸡交配，现代的鸡从大小、颜色等和赤色野鸡相比，都发生了很大的变化。

因此，我们需要知道的不是现代的鸡，而是编集《伤寒论》的年代（AD200 年左右）时鸡蛋的大小。幸好，庆州的新罗博物馆正好藏有被认为是新罗智证王的墓地—金马墓中出土的数个鸡蛋，关于此墓的年代，学者认为是大约 AD500 年左右。这些新罗的鸡蛋和 AD200 年左右中国的鸡蛋都是改良前的鸡所产，只经过 300 年，所

以可以认为它们是几乎一样的大小。

对这些新罗博物馆的鸡蛋进行计算、测量并拍照，回到日本后，我们取同样大小的石膏，发现大约为80g，也就是说"石膏如鸡子大"约为80g。

<参考＞新罗王的墓
AD458年　讷祇王
479年　慈悲王
500年　炤知王
○514年　智证王
540年　法兴王

石膏
一斤：十六两：240g
一两：二十四铢：15g
一分：六铢

鸡子大　一枚：1/3斤：80g
鸡子大　三枚：一斤
五两：65～75g
六两：80～90g ｝80g左右

使用石膏的处方
麻黄升麻汤　　　　　　六铢
竹皮大丸　　　　　　　二分（十二铢）
桂枝二越婢一汤　　　　二十四铢（一两）
续命汤　　　　　　　　三两
小青龙加石膏汤　　　　二两

文蛤散	五两
风引汤	六两
麻杏甘石汤	半斤（八两）
越婢汤	半斤
越婢加术汤	半斤
越婢加半夏汤	半斤
白虎汤	一斤（十六两）
白虎加人参汤	一斤
白虎加桂枝汤	一斤
竹叶石膏汤	一斤
大青龙汤	如鸡子大
厚朴麻黄汤	如鸡子大
木防己汤	十二枚，鸡子大

索　引